Medicina Diagnóstica

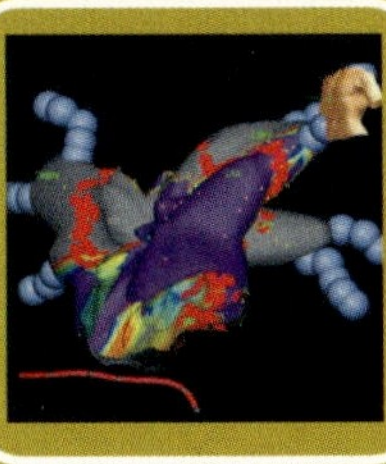

Arritmias Cardíacas

Novas Perspectivas Diagnósticas

Módulo Cardiologia

Volume II

REDE LABS D'OR

LABORATÓRIO • IMAGEM • HOSPITAIS

Medicina Diagnóstica

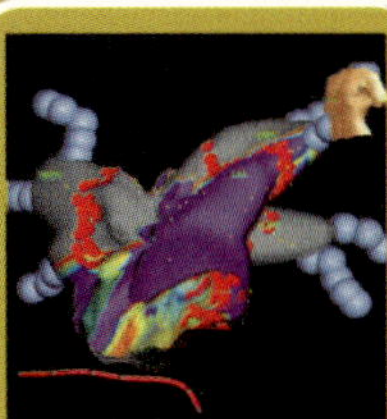

Arritmias Cardíacas
Novas Perspectivas Diagnósticas

Módulo Cardiologia

Volume II

REDE LABS D'OR

LABORATÓRIO • IMAGEM • HOSPITAIS

Olga Ferreira de Souza

Mestrado em Cardiologia pela Universidade do Estado do Rio de Janeiro
Pós-Graduação em Eletrofisiologia, Serviço de Arritmia Dr. Pedro Brugada, OLV Ziekenhuis Hospital – Aalst, Bélgica
Coordenadora do Serviço de Arritmia, Eletrofisiologia e Estimulação Cardíaca Artificial da Rede D'Or de Hospitais, RJ

Lauro Sérgio M. Pereira

Pesquisador Assistente do Departamento de Saúde Pública da Universidade Federal de Ghent, Bélgica
Chefe de Clínica do Serviço de Cardiologia do Hospital da Lagoa, Ministério da Saúde, RJ
Médico do Serviço de Arritmia, Eletrofisiologia e Estimulação Cardíaca Artificial da Rede D'Or de Hospitais, RJ

Maurício I. Scanavacca

Professor Livre-Docente de Cardiologia da Faculdade de Medicina da Universidade de São Paulo
Médico do Serviço de Arritmia do INCOR
Doutorado em Cardiologia pela Faculdade de Medicina da Universidade de São Paulo
Coordenador do Laboratório de Eletrofisiologia Clínica e Ablação da Rede D'Or de Hospitais, RJ

REVINTER

Medicina Diagnóstica Rede Labs D'Or
Módulo Cardiologia – Volume II
Arritmias Cardíacas – Novas Perspectivas Diagnósticas

ISBN 978-85-372-0104-6

Contato com os autores:
OLGA FERREIRA DE SOUZA
olgasouza@globo.com

A precisão das indicações, as reações adversas e as relações de dosagem para as drogas citadas nesta obra podem sofrer alterações.
Solicitamos que o leitor reveja a farmacologia dos medicamentos aqui mencionados.
A responsabilidade civil e criminal, perante terceiros e perante a Editora Revinter, sobre o conteúdo total desta obra, incluindo as ilustrações e autorizações/créditos correspondentes, é do(s) autor(es) da mesma.

Livraria e Editora REVINTER Ltda.
Rua do Matoso, 170 – Tijuca
20270-135 – Rio de Janeiro – RJ
Tel.: (21) 2563-9700 – Fax: (21) 2563-9701
livraria@revinter.com.br – www.revinter.com.br

Introdução

A série *Medicina Diagnóstica Rede Labs D´Or* apresenta aos colegas médicos o seu segundo volume do módulo em Cardiologia com foco na Arritmologia.

O volume II, *Arritmias Cardíacas – Novas Perspectivas Diagnósticas,* foi cuidadosamente elaborado, selecionando-se alguns métodos de investigação diagnóstica. A eletrocardiografia dinâmica (sistema Holter), que nos permite qualificar e quantificar as arritmias cardíacas, foi bastante discutida nos últimos anos e motivo de duas publicações do nosso grupo, razão pela qual não está incluída neste volume. Vamos comentar alguns exames que, embora não sejam novos – como o monitor de eventos, o teste de inclinação e o estudo eletrofisiológico –, encontram-se inseridos na maioria dos protocolos atuais de investigação de pacientes com síncope e pré-síncope e, por esta razão, merecem destaque. A microalternância elétrica de onda T e o mapeamento eletroanatômico são métodos que já existiam, porém só recentemente se tornaram disponíveis para a classe médica no Rio de Janeiro. Esses dois métodos têm grande importância prognóstica e terapêutica, especialmente na estratificação do risco de morte súbita e como guia para ablação por cateter.

Cada vez mais torna-se necessário o entendimento destes novos métodos e a sua inclusão na prática clínica, com o objetivo de agilizar o diagnóstico, reduzir o custo da investigação e selecionar, criteriosamente, os pacientes que devem ser encaminhados para terapias não-farmacológicas, como ablação por cateter com radiofreqüência, implante de marcapasso, cardioversor-desfibrilador ou ressincronização cardíaca. A identificação precoce e correta de pacientes com alto risco de morte súbita por meio de exames não-invasivos e invasivos exerce um grande impacto na nossa sociedade e nos sistemas de saúde. Os benefícios do cardioversor-desfibrilador e da ressincronização cardíaca já foram bem demonstrados em estudos multicêntricos, pois reduzem a mortalidade e melhoram a qualidade de vida dos pacientes com cardiomiopatias. Entretanto, por serem terapias com relação custo-benefício elevada, a seleção destes pacientes deve ser criteriosa e baseada nas diretrizes da Sociedade Brasileira de Cardiologia e de acordo com a orientação das Sociedades Americana e Européia de Cardiologia.

Dividimos este volume II em 7 capítulos e 6 casos clínicos pelos quais podemos analisar a aplicabilidade dos exames comentados.

Prefácio

O Serviço de Arritmia, Eletrofisiologia e Estimulação Cardíaca Artificial iniciou as suas atividades há 9 anos por ocasião da inauguração do Hospital Barra D'Or, primeiro da rede. Sob a coordenação da Dra. Olga Ferreira de Souza, o serviço conta com 10 médicos que dão cobertura não só aos três hospitais da Rede D'Or, bem como aos hospitais menores que se associaram à rede.

O serviço realiza todos os exames invasivos e não-invasivos. Nos exames não-invasivos, alguns tópicos de maior relevância serão abordados mais detalhadamente neste volume II da série Medicina Diagnóstica, como a microalternância de onda T (MAOT), o monitor de eventos *(Looper)* e o teste de inclinação (*Tilt-test*). Quanto aos métodos invasivos, apresentamos novas técnicas de mapeamento eletroanatômico utilizadas nos procedimentos de ablação por radiofreqüência, especialmente na fibrilação atrial.

O setor de Eletrofisiologia foi enriquecido há cinco anos com a chegada do Dr. Maurício Scanavacca, que é Professor Livre-Docente de Cardiologia da Faculdade de Medicina da Universidade de São Paulo e referência nacional nesta área.

Nosso serviço realizou 457 ablações nos hospitais da rede, sendo que 188 casos foram de fibrilação atrial. Graças a uma criteriosa seleção, nossos índices de sucesso são comparáveis aos melhores resultados mencionados na literatura.

Recentemente, adquirimos dois sistemas de mapeamento eletroanatômico que, em determinados casos, reduzem o tempo do procedimento e, portanto, o tempo de exposição à fluoroscopia. O sistema LOCALISA, instalado no Hospital Copa D'Or, utiliza um campo elétrico para localização dos cateteres, reconstruindo em um espaço tridimensional virtual os pontos estratégicos identificados pelos eletrogramas intracavitários e facilitando o posicionamento dos cateteres de ablação. O sistema ENSITE, ainda mais sofisticado, localiza-se no Hospital Quinta D'Or e utiliza dois sistemas de navegação em tempo real – o Array e o NavX – que permitem a construção de múltiplas geometrias, conferindo maior segurança e agilidade ao procedimento.

Nas páginas deste livro, os colegas vão observar a importância da integração dos setores de Medicina Diagnóstica da rede. Exemplos desta integração podem ser observados na obtenção da anatomia pela ressonância magnética ao sistema ENSITE e na utilização do Doppler tecidual (*tissue* Doppler) para a indicação de ressincronização cardíaca.

Assim, e com muito orgulho, apresentamos este novo volume que certamente contribuirá com o maior conhecimento da área de arritmia e eletrofisiologia.

Jorge Neval Moll Filho

Colaboradores

ANA CARLA MARUO PALIS
Especialização em Ecocardiografia pela Sociedade Brasileira de Cardiologia
Coordenadora do Setor de Ecocardiografia do Hospital Quinta D'Or, RJ

ANA INÊS BRONCHTEIN
Mestrado em Cardiologia pela Universidade do Estado do Rio de Janeiro
Médica do Serviço de Arritmia, Eletrofisiologia e
Estimulação Cardíaca Artificial da Rede D'Or de Hospitais, RJ

DANIELLE DESETA
Mestranda em Cardiologia pela Universidade Federal Fluminense
Médica do Serviço de Cardiologia do Hospital da Polícia Militar do
Estado do Rio de Janeiro
Médica do Serviço de Arritmia, Eletrofisiologia e
Estimulação Cardíaca Artificial da Rede D'Or de Hospitais, RJ

EDUARDO M. MARTINS PEREIRA
Médico da Unidade Coronariana do Hospital da Lagoa, RJ
Médico da Unidade Cardiointensiva do Hospital Quinta D'Or, RJ
Médico do Serviço de Arritmia, Eletrofisiologia e
Estimulação Cardíaca Artificial da Rede D'Or de Hospitais, RJ

FERNANDO GODINHO TAVARES
Médico do Serviço de Arritmia, Eletrofisiologia e
Estimulação Cardíaca Artificial da Rede D'Or de Hospitais, RJ

HENRIQUE DE PAULA C. ÁVILA
Médico do Setor de Marcapasso e Estimulação Cardíaca Artificial da
Rede D'Or de Hospitais, RJ
Médico do Setor de Marcapasso do Instituto Estadual de Cardiologia
Aloysio de Castro (IECAC), RJ

JOÃO LUIZ F. PETRIZ
Mestrado em Cardiologia pela Universidade do Estado do Rio de Janeiro
Coordenador da Rotina Médica do Serviço de Cardiologia do Hospital Barra D'Or, RJ
Médico da Rotina da Unidade Cardiointensiva do Hospital Barra D'Or, RJ

LUCIANA PAEZ ROCHA
Médica do Setor de Ergometria do Hospital Barra D'Or, RJ
Médica da Unidade Cardiointensiva do Hospital Barra D'Or, RJ
Médica do Serviço de Arritmia, Eletrofisiologia e
Estimulação Cardíaca Artificial da Rede D'Or de Hospitais, RJ

MARTHA VALÉRIA PINHEIRO
Mestrado em Cardiologia pela Universidade Federal Fluminense
Médica da Unidade Cardiointensiva do Hospital Copa D'Or, RJ
Médica do Serviço de Arritmia, Eletrofisiologia e
Estimulação Cardíaca Artificial da Rede D'Or de Hospitais, RJ

SERGIO BRONCHTEIN
Responsável pelo Setor de Marcapasso e Estimulação Cardíaca Artificial da Rede D'Or de Hospitais, RJ
Médico do Setor de Marcapasso do Instituto Estadual de Cardiologia Aloysio de Castro (IECAC), RJ

Sumário

Métodos

Medicina Diagnóstica

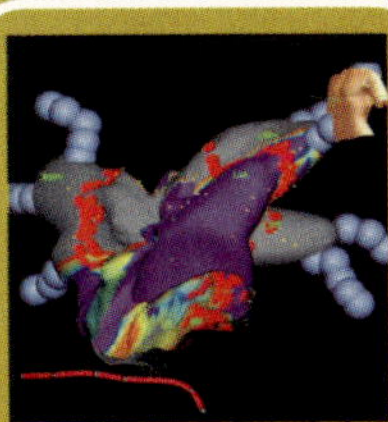

Arritmias Cardíacas

Novas Perspectivas Diagnósticas

Módulo Cardiologia

Volume II

REDE LABS D'OR

LABORATÓRIO • IMAGEM • HOSPITAIS

Métodos

Métodos

CAPÍTULO 1

Monitor de Eventos

Danielle Deseta
Ana Inês Bronchtein
Lauro Sérgio M. Pereira
Olga Ferreira de Souza

INTRODUÇÃO

A telemedicina tem despertado na classe médica, de uma maneira geral, um interesse crescente. A telecardiologia, em especial, através de monitores de eletrocardiograma (ECG) com 12 derivações e os de análise de função dos marcapassos (MP) cardíacos artificiais, tem aumentado a chance de diagnosticar arritmias cardíacas em tempo real. O desenvolvimento tecnológico tem permitido o processamento e a transmissão dos sinais eletrocardiográficos através da via transtelefônica sem ruídos e/ou artefatos, fazendo com que o método seja confiável, ajudando o médico na sua tomada de decisão clínica.

A monitorização ambulatorial transtelefônica do ECG tem sido empregada com muito sucesso na detecção e no diagnóstico das arritmias cardíacas, na avaliação funcional de MP artificiais, na investigação de síncope e pré-síncope e na avaliação terapêutica de drogas antiarrítmicas (AA).

INDICAÇÕES

- Sintomas infreqüentes de palpitações e taquicardias.
- Investigação de pré-síncope e síncope de origem inexplicada.
- Acompanhamento de pacientes portadores de fibrilação atrial paroxística (FAP), em uso de drogas AA ou submetidos à terapia de ablação por cateter.
- Pacientes portadores de bloqueio de ramo esquerdo com sintomas de tonteira.
- Avaliação terapêutica de drogas AA.
- Investigação de crianças com sintomas de dor precordial e palpitações taquicárdicas.

PRINCIPAIS VANTAGENS

- Melhoria da qualidade de assistência médica.
- Menor tempo gasto entre o diagnóstico e o início da terapêutica.

- Extensão dos serviços especializados em locais mais remotos.
- Diminuição de custos com deslocamentos dos pacientes e do pessoal especializado.
- Redução do número de internações desnecessárias.

LIMITAÇÕES

A principal desvantagem do método é a necessidade de acionamento do aparelho pelo paciente e/ou familiar. Nos casos de síncope maligna sem pródromos, o diagnóstico pode não ser realizado pela falta de acionamento do botão de gravação. Os aparelhos atuais são dotados de algoritmos para detecção de arritmias, em especial para a fibrilação atrial e de pausas sinusais, não sendo necessário o acionamento pelo paciente. O aparelho emite um som (bip) e registra o evento. A programação automática pode variar de acordo com a indicação do exame e deve ser individualizada (caso a caso).

A documentação de bradicardia ou pausas sinusais nos pacientes em investigação de síncope e pré-síncope pode ser a expressão da resposta vagal e não uma alteração primária do sistema de condução. Nesses casos é de suma importância a história clínica e a realização do teste de inclinação para definir o diagnóstico.

O monitor de eventos é um aparelho leve; pesa 35 gramas e possui dimensões reduzidas, 60 milímetros (mm) de diâmetro com 17 mm de espessura. Utiliza derivação bipolar para monitorização do ECG e uma memória circular – *looper* – para a gravação dos eventos. O monitor, depois de instalado, deve permanecer constantemente ligado ao paciente através de 2 eletrodos. O aparelho só deve ser retirado para tomar banho. No momento em que é acionado o botão de gravação de eventos, o registro do ECG mantém na memória do monitor o traçado de 120 segundos retroativos e 60 segundos após ativá-lo. O monitor tem capacidade para manter na memória 6 eventos e estes devem ser transmitidos imediatamente para a central para permitir novas gravações de eventos. O traçado do ECG é analisado em tempo real, sendo o médico e o paciente informados, imediatamente, acerca do diagnóstico obtido.

O Holter e o monitor de eventos *(looper)* têm indicações clínicas distintas (Quadro 1-1). A utilização de 2 a 12 derivações no Holter permite uma análise quantitativa e qualitativa das arritmias, bem como a sua distribuição nictemeral, porém a não-ocorrência de sintomas, no período de 24 a 48 horas, não esclarece o diagnóstico. O monitor de eventos tem atuação fundamental na investigação de sintomas não diagnosticados pelo Holter convencional e/ou no ECG basal. A documentação de arritmias ventriculares, supraventriculares e distúrbios da condução atrioventricu-

Quadro 1-1. Indicações clínicas do Holter ou monitor de eventos em relação à freqüência dos sintomas

Freqüência – sintomas	*Exame*
Sintomas diários ou persistentes	Holter
Sintomas semanais ou mensais	Monitor de eventos
Sintomas esporádicos	Monitor de eventos

lar associada ao relato do sintoma clínico que gerou a realização do exame permite, com segurança, a elucidação diagnóstica. Entretanto, a presença de sintomas sem a ocorrência de arritmias também estabelece o diagnóstico. A grande vantagem do monitor de eventos é a sua correlação com os sintomas referidos pelos pacientes.

O tempo de monitorização também é um fator importante para o diagnóstico. Pacientes com síncope ou pré-síncope em que a suspeita diagnóstica seja uma bradiarritmia, necessitam de um tempo mais prolongado de monitorização (entre 20 e 30 dias), porém, nos pacientes em que os sintomas são de palpitações taquicárdicas, a monitorização pode ser mais curta (7 dias). Alguns estudos demonstraram que cerca de 80% dos diagnósticos são estabelecidos em até 15 dias de monitorização. Nos casos de síncope ou pré-sincope, o monitor de eventos pode definir o diagnóstico com um percentual de sucesso variando de 25% a 50% dos casos.

Kinley *et al.* compararam a eficácia do Holter com o monitor de eventos para esclarecimento de sintomas de palpitações em 43 pacientes. Houve maior correlação entre os sintomas mencionados e o monitor de eventos quando comparado ao Holter (67% × 35%, $p < 0{,}001$). Além disso, o monitor de eventos detectou 19% de arritmias clinicamente significantes como taquicardias supraventriculares e fibrilação atrial e apresentou melhor relação custo-benefício em relação ao Holter. O estudo canadense de Kus T *et al.* também avaliou a eficácia diagnóstica do monitor de eventos em relação ao Holter em 100 pacientes com sintomas sugestivos de arritmias há mais de 2 anos. Nesse estudo todos os pacientes foram submetidos a um Holter de 24 horas e posteriormente ao monitor de eventos (tempo médio de monitorização = 25 ± 13 dias). O Holter elucidou o diagnóstico em 32% dos casos enquanto o monitor de eventos, em 55%. Os dois métodos associados atingiram a taxa de 77% de sucesso diagnóstico.

A investigação de arritmias e síncope em crianças geralmente é mais prolongada e, às vezes, só realizada na idade escolar ou adolescência. As crianças não referem sintomas típicos de palpitações e/ou taquicardia como os adultos e relatam, na maioria dos casos, uma sensação de dor torácica, cansaço e mal-estar inespecífico. Houyel *et al.* demonstraram que o monitor de eventos apresentou sensibilidade de 100% e uma especificidade de 62% com valor preditivo positivo de 36% e negativo de 100% na detecção de arritmias na população pediátrica.

Na nossa experiência com 1.245 casos, o monitor de eventos mostrou uma eficácia elevada, atingindo um percentual de 83% de esclarecimento diagnóstico em um período médio de 6 dias de monitorização.

CONCLUSÕES

O monitor de eventos é um método não-invasivo, de baixo custo, de importância marcante no diagnóstico de arritmias sintomáticas e infreqüentes.

O esclarecimento diagnóstico através do monitor de eventos atinge um percentual de sucesso superior a 60% na maioria dos trabalhos publicados em um período inferior a 15 dias. Nos casos de síncope, o diagnóstico pode ser estabelecido em até 50% dos casos.

BIBLIOGRAFIA

Bhandari AK, Anderson JL, Gilbert EM, et al. Correlation of symptoms with occurrence of paroxysmal supraventricular tachycardia or atrial fibrillation: a transtelephonic monitoring study. *Am Heart J* 1992;124:381-385.

Gruppi C, Barbosa S, Sampaio CR, Moffa P. Contribuição do monitor de eventos no diagnóstico de sintomas. *Arq Bras Cardiol* 1998;70:309-314.

Hasin Y, David D, Rogel S. Transtelephone adjustment of antiarrhythmic therapy in ambulatory patients. *Cardiology* 1973;63:243-251.

Houyel L, Fournier A, Centazzo S, Davingnon A. Use of transtelephonic electrocardiographic monitoring in children with suspected arrhythmias. *Can J Cardiol* 1992;8:741-744.

Kinley S, Leitch J, Neil A, Chapman B, et al. Cardiac events recorders yield more diagnoses and more cost-effective than 48-hour monitoring in patients with palpitations. A controlled clinical trial. *Ann Inter Med* 1996;124:16-20.

Kus T, Nadeau R, Costi P, Molin F, Primeval R. Comparison of the diagnostic yield of Holter versus transtelephonic monitoring. *Can J Cardiol* 1995;11:891-894.

Safe AF, Max well RT. Transtelephonic electrocardiographic monitoring for detection and treatment of cardiac arrhythmia. *Postgrad Med J* 1990;66:110-112.

Sakuray T, Tokutsu S, Nishimura O, et al. Surveillance and follow-up of patients with implanted cardiac pacemaker by telephone transmission. *Jpn Heart* J 1978;19:829-838.

Schwartz MD, Irwin P, Ward B, et al. Analysis of pacemaker function. *San Diego Biomed Symp* 1974;13:397-404.

Shaw GB, Evans AL, Brewster GM, et al. Telephone monitoring of patients with pacemakers in the west of Scotland. *Br Med J* 1981;283:127-129.

Souza OF, Pereira LSM, Santos AIC, Perez CM. Monitor de Eventos ("looper") no diagnóstico das arritmias cardíacas sintomáticas. In: Souza OF, Pereira LSM, Maia IG (eds). *O sistema holter e outros métodos no diagnóstico das arritmias cardíacas*. Rio de Janeiro: Revinter, 2002. p. 337-347.

CAPÍTULO 2

Microalternância de Onda T

Luciana Paez Rocha
Olga Ferreira de Souza
Lauro Sérgio M. Pereira

INTRODUÇÃO

A prevenção de morte súbita (MS) cardíaca nos pacientes com cardiopatia estrutural é atualmente um dos grandes desafios na Medicina, sendo foco de vários estudos clínicos. Cerca de 80% dos episódios de MS são decorrentes de arritmias ventriculares (taquicardias ventriculares sustentadas – TVS, taquicardias ventriculares polimórficas e fibrilação ventricular – FV). Para ocorrência da MS é necessária a presença de um substrato eletrofisiológico (p. ex., fibrose da cardiopatia isquêmica), arritmias ventriculares e fatores neuro-humorais modulados pelo sistema nervoso autônomo (SNA). Métodos não-invasivos utilizados na investigação de arritmias ventriculares, na avaliação do SNA e na análise do substrato eletrofisiológico têm sido de grande utilidade na identificação de pacientes com maior risco de MS. Entretanto, esses exames apresentam baixa sensibilidade, especificidade e valor preditivo positivo. Na última década muitos esforços têm sido empregados com o objetivo de se desenvolver novos marcadores não-invasivos para a detecção precoce do paciente com alto risco de MS. Os últimos estudos multicêntricos (MADIT II e SCD-*death*) que avaliaram o risco de MS na população de pacientes com cardiopatia isquêmica e não-isquêmica concluíram que o implante do cardioversor-desfibrilador (CDI) é a opção terapêutica que reduz a MS. A relação custo-efetividade dessa terapia é elevada, tornando-se impraticável economicamente em alguns Sistemas de Saúde, como no Brasil. Subestudos que avaliaram marcadores não-invasivos na população que recebeu tratamento com CDI identificaram que a avaliação do SNA através da variabilidade da freqüência cardíaca (FC) e da microalternância elétrica de onda T (MAOT) possibilitava a seleção de pacientes que não necessitariam do CDI.

O exame de MAOT constitui um índice eletrocardiográfico promissor nesse contexto por analisar a dispersão da repolarização ventricular, mecanismo fundamental para ocorrência de arritmias ventriculares. Esse método pode ser utilizado para identificar aqueles pacientes que não necessitariam ser submetidos a métodos diagnósticos invasivos, aumentando sobremaneira a efetividade do tratamento e a redução dos custos. Um teste de MAOT negativo possui valor preditivo negativo de 98% para ocorrência de arritmias ventriculares malignas em um período de acompanhamento de 12 a 24 meses.

A utilização do teste de MAOT tem por objetivo principal o refinamento dos critérios de seleção dos pacientes, separando os de baixo risco daqueles de alto risco de MS, em que a terapia com CDI deve ser instituída.

O QUE É O EXAME DE MAOT

A alternância da onda T é uma flutuação batimento-a-batimento na amplitude e/ou morfologia da onda T que, em sua forma macroscópica, já foi reconhecida como sinal precursor de arritmias ventriculares malignas. Pode ser identificada em um traçado eletrocardiográfico de superfície, muito comumente associado à síndrome do QT longo e anormalidades eletrolíticas. Essa alternância de onda T é invisível no eletrocardiograma (ECG) convencional na maioria dos pacientes e, portanto: o desenvolvimento de um método que analise essas microflutuações da onda T se torna um exame promissor na identificação de pacientes com alto risco de MS.

Duas técnicas principais têm sido aplicadas para medida da MAOT no contexto clínico: (1) o método de transformação rápida de Fourier (FFT), desenvolvido no Massachusetts Institute of Technology, e (2) o método de análise da média de movimentação modificada (MMA), sendo o primeiro mais amplamente utilizado. O método FFT utiliza 128 medidas feitas em pontos correspondentes de 128 ondas T consecutivas computadas, nas quais cada onda T é medida no mesmo espaço temporal em relação ao complexo QRS (método de superimposição do sinal). Dessa análise se extraem duas variáveis: (1) a voltagem de alternância (Valt) e (2) a razão da força de alternância pelo desvio padrão do ruído (K escore). A MAOT é um fenômeno de baixa amplitude e de relativa de baixa freqüência, sinal este que pode ser ocultado ou mascarado por artefatos (ruídos). O uso de técnicas modernas de processamento permite que esses dados sejam obtidos durante protocolos convencionais de teste ergométrico (TE) em esteira, em bicicleta ou sob estresse farmacológico com dobutamina ou, ainda, com estimulação atrial no laboratório de eletrofisiologia. A preparação cuidadosa da pele, o uso de eletrodos-sensores especializados e a gravação simultânea da atividade respiratória permitem a redução do ruído e a obtenção de traçados de excelente qualidade.

O teste da MAOT é um exame diagnóstico, provocativo, não-invasivo e de fácil execução. Pela análise acurada dos traçados eletrocardiográficos no repouso, durante o esforço e na recuperação, pode-se identificar a presença de MAOT e sua FC de início, o que significa a existência de um tipo de atividade metabólica celular que freqüentemente leva à ocorrência de taquiarritmias ventriculares.

Na maioria dos casos o exame tem a duração de 30 minutos e utiliza 14 eletrodos – 7 eletrodos-sensores de microalternância e 7 eletrodos convencionais de ECG – na configuração de TE convencional. Após se obter um traçado sem ruídos, inicia-se o esforço com objetivo de se elevar FC. Nos pacientes sem condições de se exercitar, o uso de dobutamina em nosso serviço tem sido uma excelente alternativa, inclusive com a possibilidade de se realizar o exame à beira do leito em Unidade Cardiointensiva.

A análise da MAOT depende da determinação de sua presença de forma sustentada entre uma faixa de FC de 105 bpm e 110 bpm. A sua presença em FC mais elevadas pode ocorrer, porém não existe relação com risco de MS. Por esse motivo é fundamental que essa elevação ocorra de forma linear e suave, sendo ideal que o aumento de 90 bpm a 110 bpm leve de 3 a 5 minutos para que o momento exato do aparecimento da MAOT seja bem determinado, caso ela ocorra. Quando atingida esta FC a mesma deve ser mantida por 2:30 min; após esse período, eleva-se o estímulo para que essa FC atinja 110 bpm a 120 bpm, devendo permanecer nesses níveis por mais 1:30 min; posteriormente a essa etapa, o estímulo deve ser interrompido, porém a análise, também, permanece durante a fase de recuperação.

O teste da MAOT é definido como positivo se a alternância sustentada da onda T for maior do que 1,9 mcv (com K escore > 3) por mais de 1 minuto e desencadeada abaixo de 110 bpm. A alternância deve continuar a se elevar com o aumento da FC e também reduzir com o decréscimo da mesma para ser considerada como sustentada. Os artefatos são caracterizados por uma freqüência de batimentos ectópicos < 10%.

O protocolo ideal de esforço para avaliação de MAOT irá variar de acordo com o paciente, com o nível de treinamento de cada um, da FC de repouso e do uso de medicações que reduzam o cronotropismo. Em nosso serviço temos utilizado um protocolo individualizado tipo rampa, manual, no qual podemos avançar e retroceder o nível de esforço de acordo com a resposta do paciente (Fig. 2-1).

INDICAÇÕES

O exame de MAOT deve ser utilizado como um teste não-invasivo para identificação de pacientes com risco de MS por arritmias ventriculares. Pacientes com doença arterial coronariana (DAC) com fração de ejeção (FE) < 35% que apresentem teste de MAOT positivo deverão ser encaminhados para estudo eletrofisiológico (EEF) ou terapia de prevenção primária com CDI. Aqueles com MAOT negativa apresentam baixo risco para MS, devendo ser conduzidos de forma conservadora com tratamento farmacológico.

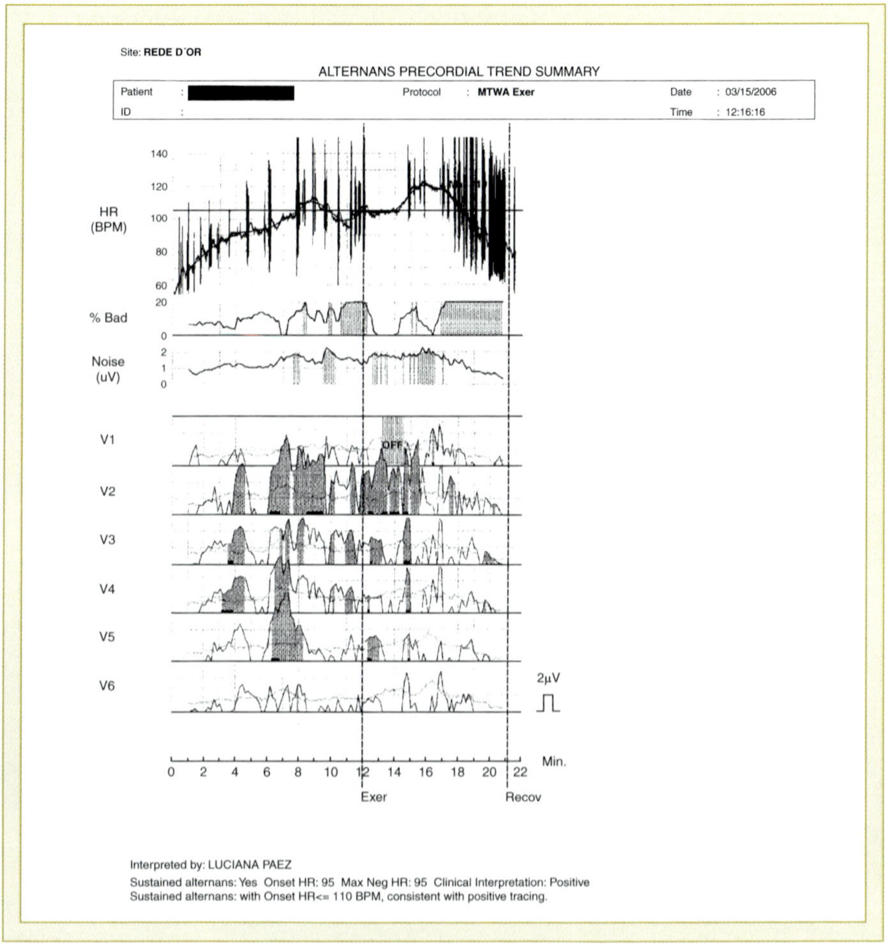

Fig. 2-1. Exemplo de traçado do teste de MAOT positivo. Nota-se presença de MAOT sustentada > 1,9 mv em V2, V4 e V5, FC de início < 110 bpm (95 bpm).

De acordo com as recomendações da *American Heart Association* (AHA) em 2006, o exame de MAOT se encontra em classe de recomendação II, nível de evidência A, para investigação diagnóstica e estratificação de risco de MS.

As indicações para realização de MAOT incluem:

- ***Avaliação de arritmias cardíacas conhecidas ou suspeitas:***
  - Síncope/pré-síncope.
  - Taquicardia ventricular não sustentada (TVNS), ectopia ventricular freqüente, história familiar de MS ou em condições como síndrome do QT

  longo ou cardiomiopatia hipertrófica, conhecidos preditores de eventos ventriculares malignos.
  - TVS ou FV associadas à causa possivelmente reversível como episódio isquêmico agudo.

- ***Pacientes com disfunção do ventrículo esquerdo (VE):***
  - Insuficiência cardíaca (IC).
  - Cardiomiopatia (isquêmica ou não-isquêmica).
  - FEVE $\leq 0{,}40$.
- ***Pacientes com IAM:*** este subgrupo de pacientes apresenta um alto risco de MS particularmente no primeiro ano após o infarto, porém é importante que o exame seja realizado por volta da 4ª a 6ª semana, pois somente nesse período existe uma estabilização do estado de alternância de onda T que se encontra exacerbado pelo atordoamento celular durante e logo após o evento isquêmico.
- ***Pacientes que serão submetidos a EEF:***
  - Avaliação adicional para os pacientes que serão submetidos à estimulação ventricular programada.
  - Avaliação de risco em pacientes com arritmias ventriculares e doença cardíaca estrutural.

CONTRA-INDICAÇÕES ABSOLUTAS E RELATIVAS

Não existem contra-indicações à realização do exame de MAOT. Estas, quando presentes, são referentes à realização do estresse cardiovascular, seja ele de caráter físico (TE) ou farmacológico com dobutamina. São elas: ocorrência de IAM, angina instável, arritmia ventricular maligna, endocardite infecciosa, estenose aórtica e/ou mitral graves, tromboembolismo pulmonar, infarto pulmonar ou qualquer outro distúrbio não cardíaco agudo e grave. Particularmente em relação ao estresse físico, este não deverá ser realizado em pacientes com importante limitação física e em portadores de disfunção grave do VE, sendo indicado para estes a realização do estresse farmacológico com dobutamina (essa condição deverá ser desconsiderada, se o paciente se apresentar com níveis tensionais pré-teste muito elevados).

COMO SOLICITAR

O exame deverá ser solicitado em receituário médico como "Avaliação de Microalternância de onda T", seguido pela modalidade de estresse cardiovascular desejada pelo médico assistente, acompanhado de um breve resumo da história clínica do paciente e sua maior indicação para realização do teste.

COMO CONDUZIR O PACIENTE APÓS REALIZAÇÃO DE MAOT

Como qualquer teste diagnóstico, os resultados da MAOT devem ser analisados em conjunto com a história do paciente e os dados dos outros testes invasivos e/ou não-invasivos.

1. **Pacientes com teste de MAOT negativo:** em virtude da baixa incidência de eventos demonstrados por vários estudos nestes pacientes, eles deverão ser tratados de forma conservadora.

2. **Pacientes com DAC com FE < 40% e teste de MAOT positivo:** primeiramente devem ser estratificados para a presença de isquemia miocárdica residual, pois essa condição é fortemente indutora de um teste positivo. Caso exista isquemia, esta deverá ser tratada e, posteriormente, se repetir o exame de MAOT. Se persistir positivo após a resolução da isquemia, este paciente poderá ser encaminhado à EEF ou ser tratado com CDI.

3. **Pacientes com DAC com FE < 40% e teste de MAOT e EEF discordantes:** os estudos demonstram que as taxas de eventos são similares entre pacientes com teste de MAOT positivo e EEF com indução de arritmias ventriculares sustentadas; entretanto, para aqueles em que o exame de MAOT é negativo ou indeterminado, mas tendo havido indução de TVS ou FV no EEF, está indicado o CDI.

   Um estudo recentemente publicado, o ABCD TRIAL *(**A**lternans **B**efore **C**ardioverter **D**esfibrilator)*, avaliou 566 pacientes com alguma lesão miocárdica de etiologia isquêmica, sem nenhum evento arrítmico ventricular prévio. Foram submetidos ao exame de MAOT e EEF; se um ou ambos os testes fossem positivos, o paciente era tratado com CDI. Os dados desse estudo mostraram que o exame da MAOT e o EEF possuem valores sinérgicos, ou seja, a taxa de eventos é maior quando ambos os testes se mostram anormais; extremamente baixo naqueles com testes normais; e intermediários naqueles em que os testes se mostram discordantes.
4. **Pacientes sem DAC com teste de MAOT positivo:** em pacientes com cardiomiopatia dilatada com disfunção do VE e arritmias ventriculares o CDI pode ser indicado, se o teste de MAOT for positivo.

   Este exame não está indicado para os pacientes que já foram recuperados de uma parada cardíaca ou que tiveram uma TVS. Neste caso, em que estamos diante da prevenção secundária da MS, os estudos e as diretrizes da Sociedade Brasileira de Cardiologia (SBC) apontam como recomendação classe I, nível de evidência A, o tratamento com CDI como sendo o mais apropriado.

QUANDO A MAOT DEVERÁ SER REPETIDA

A maioria dos estudos demonstrou que no período de 12 a 18 meses a acurácia preditiva é mantida, declinando após esse período, A cardiopatia é uma doença que também evolui e sofre modificações ao longo dos anos. Considerando esses fatores, recomendamos que o exame seja repetido anualmente.

LIMITAÇÕES

A avaliação do exame de MAOT poderá ser dificultada nas seguintes situações:

A) Nos pacientes em que não se consegue atingir FC entre 90 e 110 bpm ou mantê-la nesses níveis durante 2 min e 30 s.
B) Pacientes com fibrilação atrial ou *flutter* atrial persistentes.
C) Ectopias ventriculares ou atriais muito freqüentes.
D) Portadores de marcapassos ventriculares.

O complexo QRS alargado sempre aparece listado como uma das limitações do método, porém 2 estudos recentes avaliaram a realização do teste de MAOT neste subgrupo de pacientes. O estudo realizado por Levin *et al.* analisou o valor do exame de MAOT nos pacientes com FE < 41% e duração do complexo QRS > 120 mseg. Foram incluídos 549 pacientes com IC em *New York Heart Association* (NYHA), classe IV, sem arritmias ventriculares. Todos os pacientes realizaram o teste da MAOT e foram classificados como exame de MAOT normal ou alterado (positivo ou indeterminado). Concluiu-se que o teste de MAOT se manteve como um importante preditor de eventos adversos, independente de complexo QRS ter duração normal ou ser alargado. Adicionalmente o exame apresentou baixo índice de falso-negativos, também independente da duração do complexo QRS. O estudo de Morin *et al.* avaliou 265 pacientes com DAC, TVNS e FE < 40%, portadores de bloqueio de ramo esquerdo (BRE) submetidos ao exame de MAOT que permaneceram em acompanhamento por 2 anos. Esses pacientes foram classificados em relação ao resultado da MAOT como negativos ou não-negativos (exames positivos ou indeterminados). Demonstrou-se que o teste de MAOT é mais freqüentemente positivo nesta população, quando comparado aos pacientes sem o BRE; portanto, na presença de BRE, o exame de MAOT possui sensibilidade similar, porém com especificidade reduzida na predição de TVS, FV ou morte.

Outro estudo recente, conduzido por Kaufman *et al.*, avaliou pacientes com FE < 40% que foram submetidos ao exame de MAOT cujo resultado foi considerado indeterminado. A conclusão desse estudo foi que o resultado indeterminado tem o valor preditivo para morte ou arritmias ventriculares sustentadas pelo menos tão eficaz quanto um teste positivo.

CONCLUSÕES

O teste de MAOT, conforme demonstrado em vários estudos, possui um valor preditivo negativo de 98% para ocorrência de arritmias ventriculares em pacientes com cardiopatias estruturais, independentes da FE e da etiologia da doença cardíaca.

Os estudos em andamento deverão ampliar a utilização da MAOT, tentando otimizar o uso do exame na prevenção de MS. O MASTER TRIAL tem como objetivo demonstrar que o exame de MAOT mantém seu valor preditivo negativo mesmo na presença de outras cardiopatias, como a hipertrófica. O estudo REFINE quer avaliar qual o melhor momento para realização do teste de MAOT nos pacientes pós-IAM, uma vez que já existe uma recomendação que o exame não seja realizado antes de 3 semanas, e também tentará comprovar a utilidade do método de MAOT na estratificação de risco de MS nos pacientes considerados relativamente de baixo risco pós-IAM, que são aqueles com FE > 50%. Com esse mesmo objetivo, um estudo realizado no Japão envolveu 1.041 pacientes pós-IAM com FE ≥ 40% (55% ± 10%) submetidos ao exame de MAOT em 48 ± 66 dias pós-IAM. Esse estudo demonstrou que a incidência de resultados indeterminados nesta população é baixa e a presença de um teste positivo está associada a maior ocorrência de arritmias ventriculares, sugerindo a indicação do método de MAOT para estratificação de risco de MS nessa população.

BIBLIOGRAFIA

ACC/AHA/ESC 2006 Guidelines for management of patients with ventricular arrhythmias and the prevention of sudden cardiac death- executive summary. *Circulation* 2006;114:1088-1132.

Chow T, Kereiakes DJ, Bartone C, Booth T, Schloss EJ, Waller T, et al. Prognostic utility of microvolt T wave alternans in risk stratification of patients with ischemic cardiomyopathy. *J Am Coll Cardiol* 2006;47(9):1820-1827.

Daubert JP, Zareba W, Hall WJ, Schuger C, Corsello A, Leon AR, et al. Predictive value of ventricular arrhythmia inducibility for subsequent ventricular tachycardia of ventricular Fibrillation in Multicenter Automatic Defibrillator Implantation trial (MADIT) II patients. *J Am Coll Cardiol* 2006;47(1):98-107.

Haghjoo M, Arya A, Sadr-Ameli MA. Microvolt T wave alternans: a review of techniques, interpretation, utility, clinical studies, and future perspectives *Int J Cardiol* 2006;109:293-306.

Kaufman ES, Bloomfield DM, et al. "Indeterminate" Microvolt T-wave alternans tests predict high risk of death or sustained ventricular arrhythmias in patients with left ventricular dysfunction. *J Am Coll Cardiol* 2006;48:1399-1404.

Narayan SM. T wave alternans and the susceptibility to ventricular arrhythmias. *J Am Coll Cardiol* 2006;47(2):269-281.

CAPÍTULO 3

Teste de Inclinação

Ana Inês Bronchtein
Danielle Deseta
Fernando Godinho Tavares
Eduardo M. Martins Pereira
Olga Ferreira de Souza

INTRODUÇÃO

O teste de inclinação (TILT, *head-up tilt testing*, ou teste da mesa inclinada) é um exame diagnóstico fundamental na investigação da síncope, particularmente quando não há evidências de doença cardíaca estrutural (DCE). A utilização do teste de inclinação baseia-se nos conhecimentos fisiopatológicos da síncope e nos mecanismos fisiológicos de adaptação à mudança postural. É um teste provocativo que produz um estresse ortostático, para determinar a susceptibilidade à síncope vasovagal. Embora a síncope vasovagal seja uma das causas mais comuns de intolerância ao ortostatismo, o teste de inclinação também tem a capacidade de identificar os pacientes com síncope inexplicada que têm outros distúrbios da função autonômica, como hipotensão ortostática, taquicardia postural ortostática, resposta disautonômica (hipotensão ortostática tardia e progressiva) e até mesmo hipersensibilidade do seio carotídeo, através da avaliação da compressão carotídea na posição inclinada.

A posição ortostática acarreta seqüestro de sangue nas extremidades inferiores do corpo. Ocorre redução do retorno venoso, do volume sistólico e a pressão arterial é mantida principalmente por vasoconstrição. O mecanismo inicial é por regulação neural autonômica e depois, à medida que se prolonga o ortostatismo, por influência humoral do sistema neuroendócrino.

O exame pode reproduzir os sintomas apresentados pelo paciente antes, durante e após o evento. O teste de inclinação é um exame fundamental para que o paciente aprenda a reconhecer os sintomas relacionados ao distúrbio vasovagal e para auxiliar o médico na definição do prognóstico e orientação do tratamento. O diagnóstico pode ser estabelecido em 40% a 70% dos casos.

COMO É REALIZADO O EXAME?

O exame é realizado sob supervisão médica especializada, com a presença de um técnico de enfermagem com treinamento específico, sendo obrigatória a presença de material de ressuscitação cardiopulmonar. O paciente necessita de jejum de, pelo menos, 4 horas. Utilizam-se uma mesa inclinável, com plataforma para apoio dos pés, cintos de segurança no tórax e pernas. A sala deve ser silenciosa com iluminação suave e temperatura agradável em torno de 21°. A monitorização é feita através de eletrocardiograma (ECG) com 12 derivações simultâneas e contínuas. A pressão arterial (PA) é medida batimento-a batimento *(beat-to-beat)* por pletismografia digital. Após o repouso de 10 a 20 minutos, a mesa é inclinada de uma forma suave, em um ângulo de 70°, em 10-15 segundos(s), de forma manual ou eletrônica. O tempo de inclinação pode variar de 20 a 45 minutos, dependendo do protocolo utilizado. Os dados são armazenados em programa computadorizado próprio e analisados posteriormente (Fig. 3-1).

PROTOCOLOS

Como não existe um "padrão-ouro" na avaliação da síncope vasovagal, vários protocolos de teste de inclinação têm sido propostos. Atualmente se empregam fármacos de forma mais difusa, como função de potencializar a resposta autonômica ao estresse ortostático, aumentando sobremaneira a positividade do teste, mantendo níveis excelentes de especificidade e reduzindo o tempo de realização do exame.

As diretrizes correntes para o uso de protocolos potencializados ou estimulados recomendam a duração da fase passiva (antes da administração

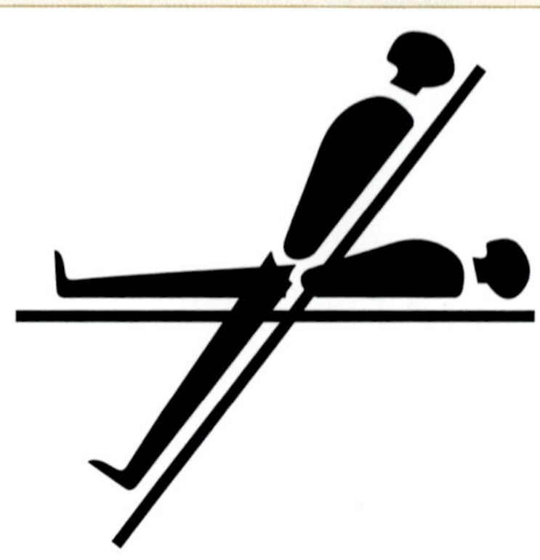

Fig. 3-1. Inclinação da mesa a 60°-70° durante teste de inclinação. O paciente é mantido nessa posição por 20-40 minutos, dependendo do protocolo utilizado.

do fármaco) por 20 a 45 minutos, no entanto variações de protocolos têm sido estudadas e publicadas demonstrando que o período sem potencialização pode ser reduzido ou até mesmo abolido. A fase supina antes da inclinação deve durar pelo menos 5 minutos, quando não houver punção venosa, e ao menos 20 minutos, quando se realizar a punção pela possibilidade de alteração da especificidade do exame após canulização da veia.

O isoproterenol, historicamente, foi o primeiro fármaco a ser utilizado para potencialização do teste de inclinação, aumentando a sensibilidade do método, porém com limitações como: diminuição da especificidade do teste, especialmente com emprego de altas doses; necessidade de punção venosa; maior indução de arritmias supraventriculares; angina de peito e até fibrilação ventricular em pacientes portadores de cardiopatia estrutural. O seu uso atualmente é limitado e restrito a avaliação de indivíduos jovens e sem cardiopatia estrutural.

Em 1994, Raviele *et al.* relataram pela primeira vez o valor da utilização da nitroglicerina intravenosa durante o teste de inclinação da mesa em pacientes com síncope de etiologia desconhecida, demonstrando maior sensibilidade quando comparada ao isoproterenol. A partir dessa observação, vários autores documentaram o uso do nitrato também por via oral e/ou sublingual (SL) como fármaco potencializador.

O mecanismo fisiopatológico exato da síncope vasovagal e de como os nitratos a induzem ainda é motivo de investigação. O nitrato causa vasodilatação pela estimulação indireta do guanosina monofosfato cíclico (GMPc), levando ao relaxamento da musculatura vascular e induzindo venodilatação significativa, que resulta em aprisionamento de sangue nos membros inferiores, leitos vasculares esplâncnicos e mesentéricos. Além disso, promove queda da PA sistêmica por dilatação arterial direta, o que gera reflexamente a estimulação de barorreceptores aórticos, carotídeos e mecanorreceptores nas fibras musculares cardíacas. A estimulação pelo nitrato tipicamente resulta em aumento da FC e leve decréscimo na PA, especialmente na posição ortostática.

Ammirati *et al.*, em 1998, publicaram um protocolo combinado que consistia de 30 minutos de teste passivo (sem potencialização com fármacos) seguido por sensibilização com dinitrato de isossorbida na dose 1,25 mg por via SL na posição inclinada. A especificidade foi de 100% e a positividade de 57,5%. Ao se analisar apenas a fase passiva, a positividade foi de 19,2%, havendo acréscimo de 38,3% após a sensibilização.

Um estudo prospectivo, randomizado e controlado conduzido por Brito *et al.* avaliou três protocolos para realização do teste de inclinação:

nitroglicerina, e continua até o momento da reação vasovagal. A reação vasovagal ocorre quando um valor crítico de PA é atingido (usualmente PA sistólica de 70-80 mmHg). Nesse momento a FC começa a reduzir ou, mais raramente, deixa de elevar. Nessa fase a resposta se torna praticamente indistinguível do padrão clássico da síncope vasovagal.

Outro padrão também descrito por esse autor foi o padrão de intolerância ortostática. Nessa forma existe uma queda lenta e progressiva na PA diastólica logo após a posição ortostática ou após administração de nitrato, que inicialmente não se diferencia da resposta vasovagal disautonômica. A diferença é que não ocorrerá uma reação vasovagal clássica, porém apenas sintomas de tonteira, turvação visual, sensação de cabeça vazia e sudorese associados à queda da PA a valores de até 80 mmHg, sem maior redução até o final do exame. Não ocorre redução da FC durante o teste (Fig. 3-2).

Ao final da inclinação, quando não há alteração de PA e/ou FC, é realizada compressão carotídea ainda na posição ortostática, para avaliar a presença de hipersensibilidade do seio carotídeo. A compressão é realizada por cerca de 5 s em cada bulbo carotídeo, tendo-se certeza da ausência de lesões obstrutivas nas artérias carotídeas. O diagnóstico de hipersensibilidade do seio carotídeo é confirmado quando, durante ou após a compressão, ocorre uma resposta do tipo cardioinibitória (pausas sintomáticas > que 3 s), resposta vasodepressora (queda da PA sistólica > ou igual a 50 mmHg, também associada a sintomas) ou mista (combinação dos dois tipos de resposta).

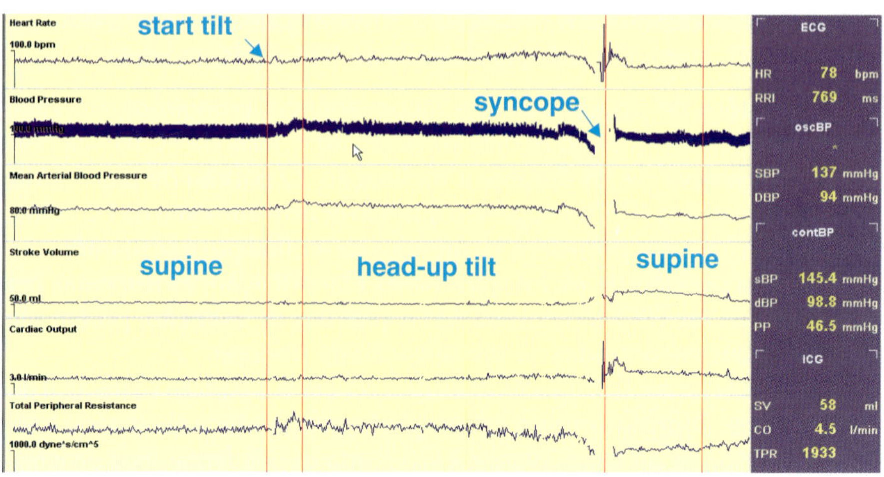

Fig. 3-2. Paciente com resposta cardioinibitória em que a queda da PA coincide com a assistolia, que foi de 4 segundos.

Durante o teste de inclinação a incidência de complicações é extremamente baixa. Não há registros de eventos fatais durante o procedimento. Embora pausas de até 73 s tenham sido descritas, essa resposta não é considerada como complicação, visto que o objetivo do exame é atingir o diagnóstico reproduzindo uma ocorrência espontânea.

INDICAÇÕES

A seguir as indicações do teste de inclinação na forma das recomendações dos *Guidelines* da *European Society of Cardiology:*

- ***Classe I e II com nível de evidência Grau A:***
  - Síncope inexplicada isolada em pacientes sob alto risco (riscos ocupacionais, riscos de lesão por queda da própria altura, na ausência de pródromos, idosos e etc.) com episódios recorrentes na ausência de cardiopatia estrutural.
  - Em paciente sem cardiopatia estrutural ou na presença de cardiopatia em que outras causas de síncope foram excluídas, sendo a história sugestiva de mecanismo vasovagal.
  - Avaliação complementar de paciente com diagnóstico de bradiarritmia estabelecido, porém com suspeita de mecanismo vasovagal.
  - Diagnóstico diferencial entre a síncope convulsiva e a epilepsia.
- ***Classe I e II com nível de evidência Grau B1 e B2:***
  - Síncope relacionada com exercício físico após avaliação clínica e de exames como: ECG, teste ergométrico e ecocardiograma (I, B1).
  - Idosos com quedas freqüentes e inexplicadas (II, B1).
  - Pré-síncopes ou tonturas recorrentes (II, B1).
  - Síncopes e pré-síncopes recorrentes em pacientes com neuropatia periférica e/ou disautonomia (II, B1).
  - Teste de avaliação terapêutica (II, B1).
- ***Classe III:***
  - Avaliação de tratamento.
  - Episódio único sem lesão e em pacientes de baixo risco (coração estruturalmente normal).
  - Síncope com diagnóstico estabelecido, em que a demonstração de mecanismo vasovagal não modificará o tratamento.

O teste de inclinação também pode ser usado em uma situação específica *(Tilt Training)* como parte do tratamento da síncope vasovagal em pacientes jovens, em especial adolescentes, através do treinamento ortostático usando a mesa de exame.

Girolamo *et al.* descreveram a aplicação desse treinamento em 47 adolescentes, sendo 18 do sexo masculino com média de idade 16 ± 2,2 anos com síncope recorrente refratária à terapia e confirmado o mecanismo vasovagal pelo teste de inclinação. Foram realizadas 5 sessões do teste com duração de 10 a 40 minutos em ambiente hospitalar, com a orientação de manutenção do protocolo, na residência, 2 vezes ao dia durante 40 minutos. O treinamento consistia em manter esses adolescentes na posição inclinada semelhante à assumida durante o teste de inclinação, recostados em uma parede e sob supervisão. O teste de inclinação era repetido em 30 dias e os efeitos clínicos observados em um período de 18,2 ± 5,3 meses. Durante o seguimento houve negativação do teste em 95,8% dos pacientes que realizaram o treinamento contra 26,1% do grupo controle ($p < 0,0001$). Nenhum paciente do grupo do treinamento apresentou recorrência da síncope, embora, no grupo controle, 56,5% ($p < 0,0001$) tenham apresentado eventos sincopais.

LIMITAÇÕES DIAGNÓSTICAS

Uma das principais limitações do teste de inclinação na avaliação da síncope recorrente é a dificuldade em se correlacionar os eventos espontâneos reproduzidos pelo paciente na vida real com os achados encontrados durante a reprodução artificial dos sintomas em laboratório. Em alguns casos o monitor de eventos ou o monitor de eventos implantável são ferramentas complementares na investigação diagnóstica. Além disso, apesar de todo o desenvolvimento na investigação da síncope inexplicada, cerca de 20% a 30% dos pacientes permanecem sem diagnóstico.

COMENTÁRIOS FINAIS

O teste de inclinação tem um papel relevante na investigação diagnóstica da síncope vasovagal, em pacientes com história sugestiva de etiologia neuromediada e com investigação negativa para outras causas de síncope, como as de origem cardíaca ou neurológica. O exame tem contribuído, sobremaneira, para a redução do número de pacientes que permanecem com a etiologia inexplicada do quadro sincopal, reduzindo gastos desnecessários com a realização de exames de baixa acurácia diagnóstica para síncope.

É um método não-invasivo, eficaz e seguro, independente da faixa etária, já incorporado à rotina de investigação de síncopes nas melhores instituições hospitalares.

BIBLIOGRAFIA

Ammirati F, Colivicchi, Biffi A, et al. Head-up tilt testing potentiated with low-dose sublingual isosorbide dinitrate: a simplified time-saving approach for the evaluation of unexplained syncope. *Am Heart J* 1998;135(4):671-6.

Arnaud JJA, Paul Dendale. Diagnostic value of nitrate stimulated tilt testing without preceding passive tilt in patients with suspected vasovagal syncope and a healthy control group. *PACE* 2005;28:29-32.

Arnaud JJA, Paul Dendale. Nitrate stimulated tilt table testing: a review of the literature. *PACE* 2003;26(Part I):1528-1537.

Benditt DG, Fahy GJ, Lurie KG, et al. Pharmacotherapy of neurally mediated syncope. *Circulation* 1999;100:1242-1248.

Brignole M, Alboni P, Benditt DG, et al. European Society of Cardiology Task Force on syncope – Diagnostic tests and treatment: summary of recommendations. *Europace* 2001;3:261-268.

Brignole M, et al. European Society of Cardiology Task Force on syncope – The initial evaluation of patients with syncope. *Europace* 2001;3:253-260.

Brignole M, Menozzi C, Del Rosso A, et al. New classification of haemodynamics of vasovagal syncope: beyond the VASIS classification. Analysis of the pre-syncopal phase of the tilt test without and with nitroflycerin chalenge. Vasovagal syncope international study. *Europace* 2000;2:66-76.

Di Girolamo, et al. Usefulness of a tilt training program for the Prevention of refractory neurocardiogenic syncope in adolescents: a controlled study. *Circulation* 1999;100(17):1798-1801.

Kapoor WN. Current evaluation and management of syncope. *Circulation* 2002;106:1606-1609.

Kapoor WN. Syncope – Primary care. *N Engl J Med* 2000;343(21):1856-1872.

Krediet CT, Linzer M, Van Dijk N, et al. Management of vasovagal syncope. *Circulation* 2002;106:1684-1689.

Raviele A, Gasparini G, Di Pede F, et al. Nitroglycerin infusion during upright tilt: a new test for the diagnosis of vasovagal syncope. *Am Heart J* 1994;127(1):103-11.

Raviele A, Giada F, Sutton R, et al. The vasovagal syncope and pacing (Synpace) trial: rationale and study design. *Europace* 2001;3:336-341.

Sutton R, Brifnole M, Nenozzi C, et al Dual-chamber pacing in the tratment of neurally mediated tilt-positive cardioinhibitory syncope: pacemaker versus no theraphy: a multicenter randomized study. VASIS Investigators. *Circulation* 2000;102:294-299.

Sutton R, Perrins J, Clarke M, et al. Recommendations for pacing. *BMJ* 1992 Dec 5;305(6866):1432.

Zaidi AM, Fitzpatrick AP. Investigation of Syncope: increasing the yield and reducing the cost. *Eur Heart J* 2000;21:877-880.

CAPÍTULO 4

Sensibilidade Barorreflexa

Ana Inês Bronchtein
Olga Ferreira de Souza

INTRODUÇÃO

O sistema barorreflexo é uma chave no controle autonômico da pressão arterial (PA) e da freqüência cardíaca (FC) e tem valor preditivo na evolução clínica de uma série de condições cardiovasculares. O envelhecimento, a hipertensão arterial, a obesidade, o infarto do miocárdio e a insuficiência cardíaca reduzem a sensibilidade ao barorreflexo. Essas condições estão associadas a maior mortalidade cardíaca e morte súbita.

O mecanismo da sensibilidade barorreflexa é formado, do ponto de vista anatômico, por receptores de estiramento localizados na parede arterial, no arco aórtico e nos seios carotídeos (receptores de alta pressão) e no coração (átrios e ventrículos), nos pulmões e nas grandes veias (receptores de baixa pressão). Sua função é monitorizar e iniciar os ajustes de controle da FC, do tônus vascular e do estado neuroendócrino com intuito de manter um fluxo sanguíneo adequado aos órgãos, tanto em condições fisiológicas como patológicas. É importante ressaltar que os deflagradores desse mecanismo não são as mudanças da pressão que chegam a esses barorreceptores e sim deformações dos vasos onde os mesmos estão situados, resultando em aumento do estímulo nos centros cardiovasculares do encéfalo.

A PA é determinada pela FC, pelo volume sistólico e pela resistência vascular periférica e sua regulação é altamente dependente do reflexo simpático mediado pelo sistema barorreflexo. A atividade aferente deflagrada pelos barorreceptores de alta e baixa pressão determina a ação simpática atuando sobre a resistência vascular periférica. Esses receptores, portanto, vão influenciar o fluxo simpático via alça aferente até o cérebro e via alça eferente vão determinar, através da ativação simpática, o aumento do tônus vascular. O resultado será um aumento na FC, com incremento na vasoconstrição, e um aumento de retenção de sódio e água pelos rins.

Vários fatores podem modular as respostas ao barorreflexo, ao nível periférico e por interações simultâneas dos centros medulares e vias aferentes de múltiplas áreas do coração, dos pulmões e vasos. Respiração, atividade física, mudanças posturais, diferentes fatores humorais incluindo epinefrina, norepinefrina, vasopressina, endotelina, óxido nítrico e serotonina também parecem agir ao nível central para modificar as respostas dos barorreceptores. A denervação iatrogênica (lesão inadvertida) dos barorreceptores arteriais em humanos não causa hipertensão, mas limita a capacidade de adaptação da PA frente às suas quedas ou elevações acentuadas.

FISIOPATOLOGIA

Sob condições normais da PA, a atividade simpática é parcialmente inibida. De modo contrário, quando ocorre queda na PA, haverá diminuição na freqüência de estiramento dos barorreceptores, resultando em excitação simpática e retirada parassimpática, com o objetivo de restabelecer a PA. No entanto, sabemos que as respostas vagais são mais rápidas que as respostas simpáticas. As variações de FC também são afetadas e, quanto mais baixa a FC basal, maior a integridade do sistema de sensibilidade barorreflexo, maior a modulação vagal e menor a modulação simpática.

Quando o indivíduo assume a posição ortostática, existe pronta ativação de mecanismos eferentes vagais para o adequado controle do débito sistólico. Ocorre taquicardia reflexa em resposta à queda do retorno venoso e do volume sistólico. Mesmo pequenas diminuições no retorno venoso podem estimular esse mecanismo barorreflexo.

Na maioria das condições, o funcionamento normal do sistema barorreceptor deverá ser esperado para compensar a queda da PA sistêmica aumentando a FC e iniciando vasoconstrição. Na síncope vasovagal, ocorrerá um período inapropriado tanto de vasodilatação periférica (resposta vasodepressora) quanto de bradicardia relativa ou acentuada (resposta cardioinibitória), o que levará a um período de hipotensão sistêmica e hipoperfusão cerebral com perda da consciência e do tônus postural, conseqüente, entre outros fatores, à falha desse mecanismo barorreflexo. Nessa situação ocorrerá uma falha no estímulo aferente dos mecanorreceptores e barorreceptores (disfunção aferente) e/ou disfunção na via eferente (órgão efetor), resultando em resposta vasoconstritora reduzida e síncope. Na verdade, esta resposta vascular reduzida diante da ativação simpática, se for mantida, vai gerar aumento no fluxo simpático mesmo durante condições de repouso, por um mecanismo de autoperpetuação, resultando em ativação contínua e "desgaste" do mecanismo barorreflexo.

MÉTODOS PARA AVALIAÇÃO DO BARORREFLEXO

A dificuldade em avaliar o sistema barorreflexo se dá pelo fato de o mesmo ser um circuito de alça fechada, onde modificações do ciclo cardíaco vão ocorrer em resposta a oscilações da PA e vice-versa. Assim, períodos de mudanças da FC, mediadas por este mecanismo ou não, vão promover mudanças na PA. As respostas serão maiores e mais aparentes com mudanças bruscas comparadas a pequenas mudanças da PA.

Vários métodos têm a capacidade de avaliar o barorreflexo em humanos, promovendo mudanças na PA e uma abertura momentânea desta alça fechada. Entre eles podemos citar manobra de Valsalva; sucção do pescoço; retorno da circulação após compressão e administração de fármacos com ação vasoativa. A sucção do pescoço avalia o barorreflexo através da alteração da pressão carotídea transmural por intermédio de uma câmara que aplica uma pressão controlada ou uma sucção no pescoço. No entanto esse método tem a desvantagem de avaliar somente a função do barorreceptor carotídeo.

Os métodos farmacológicos podem abrir esse circuito e permitir a avaliação do comportamento dos barorreceptores através de agentes vasodilatadores e/ou vasoconstritores, que causam queda ou elevação da PA, permitindo a análise do ganho barorreflexo no período subseqüente à administração das drogas. Uma desvantagem dessa abordagem, além de ser mais invasiva, é a possível adaptação da resposta barorreflexa contra os efeitos das drogas, resultando em estimativa inadequada do reflexo. Este é o exemplo da infusão contínua de nitroprussiato. Embora a administração rápida da droga não elimine completamente esse fator, o diminui bastante, pois mudanças rápidas na PA requerem uma resposta barorreflexa mais dinâmica.

Do ponto de vista prático, para análise farmacológica da sensibilidade barorreflexa, o paciente deve estar normotenso no início da avaliação, ser mantido por 5 minutos em repouso, sendo então administrada uma dose de ataque de fenilefrina de 150 mcg com intuito de elevar a PA sistólica em 15-40 mmHg, aproximadamente. Se essa dose não for suficiente, aumenta-se a infusão para 3 mcg/kg ou 4 mcg/kg. Após 1 minuto de intervalo, administra-se nitroprussiato de sódio na dose de 100 mcg, espera-se mais 5 minutos e calcula-se então o intervalo de variação da FC e PA. Essa curva de intervalos é calculada através de programa específico que obterá um valor numérico para a resposta barorreflexa. Esses valores numéricos são predeterminados e considerados dentro da normalidade para cada faixa etária.

O teste de inclinação é um método simples para observarmos a habilidade dos mecanismos reflexos em manter a homeostase da PA e, além disso, testar a função barorreflexa por meio de estimulação fisiológica.

No retorno da mesa à posição supina ocorre inibição da atividade simpática e ativação parassimpática, levando à redução na FC e à diminuição da vasoconstrição. Após indução da síncope vasovagal, o sistema de regulação barorreflexo parece reagir de forma diferente nos indivíduos com resposta negativa ao teste de inclinação ou naqueles com hipotensão postural. Nesses pacientes ocorrerá aceleração da FC associada ao aumento gradual da PA durante essa fase. Esse aumento da FC, apesar da elevação da PA imediatamente após a resposta vasovagal, pode ser explicado pela liberação maior de epinefrina sérica agindo sobre o só sinusal, os mecanorreceptores, os barorreceptores ou em ambos. Assim, retornando a mesa à posição supina após o evento sincopal, observamos e quantificamos a capacidade de o sistema barorreflexo compensar as respostas de PA e FC.

Takahashi *et al.* sugerem que o aumento da PA em resposta ao retorno à posição supina é predominantemente devido ao aumento do retorno venoso seguido pelo aumento do débito cardíaco e que esses eventos necessariamente envolvem a ativação de barorreceptores cardiovasculares além dos barorreceptores arteriais. Esses autores investigaram os mecanismos que são ativados com o retorno da mesa à posição supina e compararam com a estimulação pela fenilefrina. A conclusão foi que existe uma correlação significativa entre a sensibilidade barorreflexa avaliada com o retorno da mesa e a infusão de fenilefrina, sendo os barorreceptores arteriais os componentes predominantes nesta fase do teste. Demonstraram ainda que os pacientes com síncope vasodepressora, comparados aos pacientes saudáveis, exibiam uma alteração da função barorreflexa não apenas após o retorno da mesa, mas também precocemente durante a fase inclinada do teste.

Técnicas reconhecidas, como os índices barorreflexos espontâneos, têm sido aplicadas, com a premissa de que a avaliação de flutuações normais na PA ocorrendo sem causa externa aparente resultaria em flutuações na FC via mecanismo barorreflexo. Essas técnicas utilizam domínio da freqüência ou análise espectral ou a análise em domínio do tempo.

A associação dos dados obtidos durante o teste de inclinação com as informações do sistema barorreflexo nos permite, com mais clareza e segurança, determinar o mecanismo envolvido e, portanto, indicar a melhor terapia.

BIBLIOGRAFIA

Béchir M, Binggeli C, Corti R, et al. Dysfunctional barorreflex regulation of sympathetic nerve activity in patients with vasovagal syncope. *Circulation* 2003;107:1620-1625.

Diaz T, Taylor J. Probing the arterial baroreflex: is there a "spontaneuous" barorreflex? *Clin Auton Res* 2006;16:256-261.

Franchi F, Lazzeri Chiara, Romano Salvatore, et al. Baroreflex function in vasodepressive syncope: detection of early impairment. *Med Sci Monit* 2003;9(3):CR125-130.

Mosqueda-Garcia, Furlan Raffaello, Violante Roxana, et al. Sympathetic and Baroreceptor Reflex Function in Neurally mediated syncope evoked by tilt. *J Clin Invest* 1997;99:2736-2744.

Samniah N, Sakaguchi S, Ermis C. Transient modification of baroreceptor response during tilt-induced vasovagal syncope. *Europace* 2004;6:48-54.

Takahashi N, Nakagawa M, Saikawa T, et al. Non invasive assessment of cardiac barorreflex; response to downward tilting and comparison with the phenylephrine method. *J Am Coll Cardiol* 1999;34:211-5.

CAPÍTULO 5

Estudo Eletrofisiológico e Ablação

Martha Valéria Pinheiro
Danielle Deseta
Fernando Godinho Tavares
Olga Ferreira de Souza
Maurício I. Scanavacca

ESTUDO ELETROFISIOLÓGICO

Definição

O estudo eletrofisiológico é um procedimento invasivo que visa avaliar a função do nó sinusal, a condução pelo nó atrioventricular, a condução pelo sistema His-Purkinje e identificar circuitos de taquiarritmia atriais e ventriculares. É indicado como método diagnóstico e de avaliação prognóstica de pacientes com palpitações taquicárdicas, pré-síncope e síncope não esclarecidas pela investigação não-invasiva e na avaliação de pacientes em risco de morte súbita. Sua realização é essencial durante a ablação por cateter, para reproduzir a taquicardia clínica, determinar seu mecanismo eletrofisiológico, identificar as áreas críticas para sua manutenção e avaliar o resultado da ablação.

Aspectos técnicos

O EEF é um exame invasivo seguro, quando realizado dentro dos padrões recomendados. Em geral, o EEF é bem tolerado e os esclarecimentos prestados pelo médico antes do procedimento ajudam o paciente a se tranqüilizar, mas uma pequena sedação torna, em geral, o exame mais confortável. As drogas antiarrítmicas (DAA) devem ser suspensas por, pelo menos, 5 meias-vidas antes dos EEF diagnósticos. Em pacientes que serão submetidos à ablação de taquicardias ventriculares, às vezes, é conveniente manter as drogas que tornam a taquicardia mais lenta para permitir mapeamento eletrofisiológico mais detalhado.

Na Rede D'Or este exame é realizado em regime de *day hospital,* após jejum de 12 horas e sob sedação com fármacos intravenosos (midazolam, fentanil ou propofol) feito por anestesista.

No EEF diagnóstico, habitualmente, são utilizados 2 cateteres eletrodos multipolares, introduzidos por punção da veia femoral direita e posicionados inicialmente no átrio direito lateral e no anel tricúspide septal (para registro do eletrograma do feixe de His). No EEF associado à ablação é introduzido, adicionalmente, um cateter multipolar no seio coronário por punção de veia femoral ou jugular. Quando é necessário realizar mapeamento do átrio ou ventrículo esquerdo, outro cateter é introduzido nas câmaras esquerdas por punção transeptal ou cateterização aórtica retrógrada. Nesses casos os pacientes são submetidos à anticoagulação sistêmica. Excepcionalmente, quando há suspeita de que o circuito da taquicardia tenha origem epicárdica, um cateter é introduzido no saco pericárdico por punção percutânea para auxiliar no mapeamento e na ablação da taquicardia.

Em geral, o exame obedece a seguinte seqüência: (1) registro do eletrocardiograma basal; (2) registro dos sinais intracavitários e periféricos simultâneos para mensuração dos intervalos básicos; (3) estimulação atrial contínua e com freqüência crescente (ciclos de 600 a 350), seguida de aplicação de um extra-estímulo (S2) em ciclo (S1-S1) de 600 e 400 ms; (4) um cateter do átrio direito é deslocado para o ventrículo direito para realizar a estimulação programada do ventrículo direito, com o mesmo protocolo de estimulação atrial. Após o exame, os pacientes são normalmente encaminhados para o quarto, onde permanecem em repouso absoluto com orientação de não movimentar a perna puncionada por 4 horas. Pacientes em alto risco de ocorrência de eventos arrítmicos são encaminhados para a unidade cardiointensiva.

Indicações de EEF

O diagnóstico de certeza da causa de um sintoma provocado por uma arritmia cardíaca é realizado pela documentação eletrocardiográfica do evento, porém isso nem sempre é possível e freqüentemente temos que lançar mão de exames subsidiários para auxiliar no diagnóstico, como o EEF. Nesse sentido, vale destacar a sua importância na avaliação de pacientes com síncope e em risco de morte súbita. A síncope é uma manifestação de alto risco quando de causa cardíaca, estrutural ou arrítmica e, nesse caso, a morte súbita pode ser um pródromo. Nas síncopes arrítmicas os mecanismos implicados podem envolver episódios de bradicardia (disfunção sinusal ou bloqueio atrioventricular) ou de taquicardia (supra ou ventricular), cada qual com prognósticos e tratamento distintos.

O Departamento de Arritmias e Eletrofisiologia Clínica da Sociedade Brasileira de Cardiologia publicou, em 2002, a diretriz para indicação do EEF e da ablação com radiofreqüência (RF) das arritmias cardíacas em nosso meio. Faremos aqui um resumo dessas diretrizes e acrescentaremos novos enfoques oferecidos pelo recém-publicado (2006) *Guidelines* do ACC-AHA sobre morte súbita.

- ***Arritmia documentada:***
  - *Bradiarritmias:* no que tange à suspeição de doença do nodo sinusal, o diagnóstico em geral se dá por exames não-invasivos (Holter de 24 h ou monitor de eventos) que são capazes de relacionar diretamente os sintomas (síncope, lipotimia, cansaço) com o achado eletrocardiográfico de bradicardia grave ou pausas sinusais. O EEF entra como ferramenta diagnóstica em casos excepcionais, principalmente na associação com cardiopatias estruturais.
  - *Bloqueios atrioventriculares (BAV):* o EEF tem indicação nos casos BAV do primeiro grau apenas quando há sintomas de baixo débito cerebral, já tendo sido descartadas outras hipóteses. Isso ocorre porque o bloqueio pode estar localizado no feixe de His e, nessa situação, pode haver progressão paroxística para BAV total.

    O prognóstico de pacientes com BAV do segundo grau depende do nível em que se dá o atraso de condução: o BAV grau II Mobitz I pode estar localizado no nodo AV (geralmente é de bom prognóstico), no feixe de His ou abaixo de sua ramificação (nesses casos há risco de progressão para BAV completo). Nessas situações a medida do intervalo de condução intra ou infra-hissiano aumentada, em pacientes sintomáticos, é específica para distúrbio de condução distal e, portanto, de mau prognóstico. Portanto o EEF também, pode ser indicado nos pacientes com BAV de segundo grau, com distúrbios da condução intraventricular e assintomáticos.
  - *Taquiarritmias com complexo QRS estreito (< 120 ms):* com o advento da ablação por cateter com aplicações de RF que tem alto índice na cura das taquicardias paroxísticas supraventriculares, o EEF tornou-se instrumento necessário para esclarecimento do mecanismo da arritmia imediatamente antes da ablação, possibilitando também a avaliação imediata do sucesso do tratamento ablativo empregado.
  - *Taquiarritmias com complexo QRS alargado (> 120 ms):* são três os principais mecanismos responsáveis: (1) taquicardias ventriculares, (2) taquiarritmias supraventriculares com bloqueio de ramo ou (3) taquicardias do tipo antidrômica por via acessória. A indicação para realização de EEF é de grande auxílio no diagnóstico diferencial e na formulação de estratégia terapêutica via ablação ou não.

    Por definição, a taquicardia ventricular sustentada (TVS) induzida durante o EEF deve apresentar freqüência cardíaca entre 100 bpm e 270 bpm, duração maior que 30 s, ou necessitar de cardioversão elétrica para interrupção, se acompanhada de colapso hemodinâmico.

    O diagnóstico eletrofisiológico da TVS é realizado pela observação de dissociação da ativação dos ventrículos em relação aos átrios. O critério eletrofisiológico mais específico é a demonstração de independência da ativação ventricular em relação ao eletrograma do feixe de His.

Pacientes com cardiopatia isquêmica que apresentam síncope têm alto risco de recorrência e de morte súbita. Esse risco está associado, na maioria das vezes, à ocorrência de arritmias ventriculares. Em pacientes com TVS recorrentes após o IAM, a TVS pode ser induzida durante o EEF em 90%-95% dos pacientes, enquanto apenas 15%-30% dos pacientes assintomáticos após IAM têm TVS rápidas induzidas com protocolos agressivos. Desse modo, a indução de TVS apresenta uma sensibilidade de 85%, especificidade de 80%, acurácia positiva de 86% e negativa de 78%. Apesar desses dados, ainda hoje há discussão quanto ao valor prognóstico das arritmias ventriculares induzidas durante o EEF em paciente com síncope. Esse fato deve-se à variedade de protocolos aplicados pelos diversos investigadores, às características clínicas distintas dos pacientes investigados, à falta de protocolos randomizados envolvendo número expressivo de pacientes com diagnóstico de síncope, ao seguimento clínico insuficiente e à introdução de terapêutica que não possa responder efetivamente se o diagnóstico presumido foi correto. Há consenso de que a indução de TV monomórfica, sustentada, com freqüência menor que 270 bpm representa um fator prognóstico claramente desfavorável. A indução de TV não sustentada (TVNS) monomórfica ou polimórfica é de interpretação difícil, devendo-se considerar as características clínicas dos pacientes e a forma de indução da taquicardia na tomada de decisão. A FV tem sido considerada um achado inespecífico, principalmente frente a um protocolo de indução agressivo.

- ***Sem registro de arritmia sustentada:***
  - *Queixas de palpitação:* o EEF está claramente indicado quando há relato de palpitações taquicárdicas contínuas, de início e término súbitos, não esclarecidas por métodos propedêuticos não-invasivos ou quando estão associadas à síncope e nos pacientes com cardiopatia estrutural.
  - *Síncope inexplicada após investigação não-invasiva:* deve-se complementar a avaliação diagnóstica com EEF nesses casos sempre que o paciente for portador de doença carddíaca estrutural, ou quando o evento sincopal for recorrente no indivíduo com coração normal.

Apesar de o EEF ser um bom método de investigação de síncope de causa arrítmica, um resultado negativo não necessariamente afasta a sua presença. Após um EEF negativo até 35% dos pacientes apresentam novas recorrências; por outro lado, a morte súbita é rara nessa condição quando a função ventricular está preservada (fração de ejeção . FE > 40%) e não há demonstração de isquemia miocárdica.

- ***Estratificação de morte súbita:***
  - *Parada cardiorrespiratória (PCR) recuperada:* há consenso na indicação de EEF para os casos não documentados, não relacionados à fase aguda do infarto agudo do miocárdio (IAM) (> 48 h), sem causa definida e não associada a fatores reversíveis, na presença ou não de cardiopatia estrutural.
  - *Taquicardia ventricular não sustentada:* em indivíduos com história de IAM prévio (entre 2 semanas e 6 meses), FE ≤ 35% e TVNS, recomenda-se a realização de EEF, pois a indução de TVS durante protocolo de estimulação eletrofisiológica constitui-se preditor independente de risco para morte súbita. O EEF também pode ser indicado em pacientes com cardiopatia estrutural e TVNS associadas a fatores de risco específicos à patologia de base.
  - *Taquicardias ventriculares sustentadas:* nessas situações o EEF se presta, principalmente, como guia para a ablação das taquiarritmias passíveis de mapeamento nos pacientes portadores ou não de cardioversor-desfibrilador implantado.
  - *Síndrome de Brugada:* pacientes com síndrome de Brugada, assintomáticos e sem história familiar maligna (síncope, morte súbita).

ABLAÇÃO

É um procedimento terapêutico que objetiva a cura de taquiarritmias mediante aplicação de energia de RF via cateter em regiões intracardíacas específicas apontadas pelo EEF.

Como se realiza o exame?

Em nosso Serviço o procedimento de ablação é agendado após avaliação médica para conhecimento do caso e esclarecimento de dúvidas ao paciente.

Sob supervisão de anestesista, o paciente, após jejum de 12 horas, é submetido à sedação com fármacos intravenosos (midazolam, fentanil ou propofol). A seguir são realizadas, sob anestesia local, punções em veia femoral direita para introdução dos cateteres-eletrodos para o EEF e ablação, sendo posicionados através de fluoroscopia. O protocolo de estimulação elétrica atrial e ventricular varia de acordo com o tipo de arritmia que está sendo avaliada.

Modernamente foram desenvolvidos sistemas de mapeamento eletroanatômico que, entre outras vantagens, permitem menor exposição à radiação durante o exame, a marcação e visualização precisas dos locais de aplicação de RF e a construção dos chamados *mapas de voltagem* nos quais é possível delimitar as áreas de cicatriz. Atendendo às necessidades de alinhamento com essas novas técnicas dispomos em nosso Serviço, desde outubro de 2006, dos sofisticados sistemas *Ensite – St. Jude*, instalado no Hospital Quinta D'Or, e *LocaLisa – Medtronic*, no Hospital Copa D´Or (ver capítulo correspondente).

Ao final são realizados testes (com ou sem efeito farmacológico) que visam à avaliação do grau de sucesso alcançado pela ablação.

Depois do procedimento, que pode durar de 2 a 4 horas, o paciente recebe alta hospitalar após observação clínica por 18 a 24 horas com previsão de retorno às atividades físicas no prazo máximo de 15 dias.

Indicações de ablação

- ***Nas taquiarritmias paroxísticas supraventriculares (TPSV):*** são arritmias que necessitam de tecido atrial ou nodal atrioventricular para a sua deflagração e manutenção. Sua incidência é de aproximadamente 35 casos por 100.000 pessoas por ano e a prevalência 2,25 por 1.000, consistindo em causa freqüente de atendimento nas salas de emergência, com pacientes queixando-se de palpitação, dor torácica, ansiedade etc. A maioria tem mecanismo reentrante e classifica-se de acordo com o circuito percorrido. Em aproximadamente 60% das TPSV, o circuito está contido na região da junção A:V e, por isso, são denominadas taquicardias por reentrada nodal (TRN). A presença de pequeno feixe muscular interligando miocárdio atrial e ventricular através do anel fibroso valvar, ao qual denominamos genericamente de via acessória, pode propiciar o desencadeamento das chamadas taquicardias por reentrada atrio-ventricular, que são responsáveis por cerca de 30% das TPSV. As taquicardias atriais, em sua maioria de origem focal, constituem parcela de 10% desse total.
    - *Taquicardia por reentrada nodal (TRN):* síncope pode ser a manifestação de apresentação em 20% dos casos, tonteira pode ocorrer em 75% e morte súbita já foi descrita em 2% desses indivíduos. Desse modo, a ablação por RF, nos dias atuais, é considerada tratamento de primeira linha nesses casos, uma vez que conjuga alto índice de cura definitiva (> 95%) com baixíssimos percentuais de complicação (< 1%). Segundo o *Guidelines* do ACC-AHA publicado em 2003, é classe I, ou seja, há total concordância que se constitua em forma de tratamento útil e efetiva, inclusive para os pacientes com episódios infreqüentes e bem tolerados.

      As extra-sístoles atriais são os principais fatores desencadeadores desta arritmia, pois a sua precocidade no ciclo cardíaco lança bases favoráveis para que o circuito reentrante se estabeleça: a ectopia encontra a via de condução atrioventricular (AV) fisiológica ainda em período refratário e de forma anterógrada toma a via de condução mais lenta e, mais distalmente, ao progredir pelo sistema de His-Purkinje encontra também a via rápida em condições de conduzir e o faz retrogradamente, completando-se assim a alça reentrante. Esse mecanismo corresponde a 90% dos casos e, por isso, denomina-se TRN típica ou comum.

Nesse contexto, o alvo da ablação constitui-se em impedir a condução pela referida via lenta através da formação de barreira eletrofisiológica constituída pela cicatriz pós-aplicação de RF.

- *Taquicardia por reentrada atrioventricular (TRAV):* o diagnóstico de síndrome de Wolff-Parkinson-White (WPW) reserva-se aos casos de pacientes com condução anterógrada e retrógrada pela via acessória (VA), ou seja, o ECG com 12 derivações em ritmo sinusal evidencia onda delta e há taquiarritmia associada. A mais comum delas (~ 95%) é a TRAV, podendo ser de dois tipos: ortodrômica, quando a alça anterógrada do circuito macrorreentrante é constituída pelo nodo AV compacto, e retrógrada, que corresponde à via acessória. Ao ECG de superfície observamos taquiarritmia com complexo QRS estreito ou com morfologia de bloqueio de ramo. Há uma relação entre a onda P e o complexo QRS (P: QRS) de 1:1, a medida do intervalo entre a onda R e a onda P retrógrada (RP') depende das propriedades de condução retrógrada da via acessória e a configuração da onda P retrógrada depende do sítio de inserção da via anômala no átrio. A TRAV conhecida como antidrômica é mais rara (5%-10%) e o sentido da condução no circuito descrito é o oposto. Outras taquiarritmias pré-excitadas que podem ocorrer são: taquicardia atrial (TA), *flutter* atrial (FLA), fibrilação atrial (FA) e TRNAV. Nesses casos o feixe anômalo não é parte crítica do circuito da arritmia. Nos pacientes com período refratário curto da VA, a FA pode ser causa de morte súbita (0,15% a 0,39%), pois a despolarização atrial em alta freqüência (> 350 bpm) é transmitida aos ventrículos, podendo desencadear fibrilação ventricular.

  Para as arritmias relacionadas ao WPW está amplamente encorajado (classe I e IIa) o tratamento de ablação por cateter com RF no caso de pacientes com qualquer taquiarritmia sintomática, uma vez que nos dias atuais tem alta taxa de sucesso (cerca de 95%) com índices baixos de complicação.

- *Taquicardia atrial (TA):* caracteriza-se por ativações atriais regulares (100-250 bpm). Geralmente é de prognóstico benigno; a exceção ocorre quando tem caráter incessante (presente em mais de 50% em um período de 24 h), pois pode provocar taquicardiomiopatia. Nos pacientes com insuficiência cardíaca é importante descartar hipótese de intoxicação digitálica. A localização exata do foco de origem da taquicardia só é possível com o mapeamento endocavitário oferecido pelo EEF; entretanto, ondas P negativas em DI e aVL ou positiva em V1 guiam o mapeamento para o átrio esquerdo. Nesses casos a ablação por RF é amplamente recomendada (classe I), ao lado do tratamento farmacológico, para os indivíduos com TA recorrente e sintomática, sendo a única opção terapêutica eficaz e confiável para aqueles que sofrem de TA incessante, quer seja sintomática ou não.

- *Flutter atrial (FLA):* o FLA caracteriza-se por atividade elétrica atrial organizada, com freqüência variando entre 250 e 350 bpm, e geralmente tem circuito macroreentrante, isto é, ocupa grandes áreas de tecido atrial, bem definidos. Através de protocolos de estimulação atrial durante o EEF, é possível definir uma região crítica do circuito de modo que a interrupção da condução naquele local, mediante aplicações de RF, inviabiliza a perpetuação da arritmia. O FLA clássico tem o istmo cavotricuspídeo como porção crítica do circuito e é visualizado ao ECG com 12 derivações como ondas *f* negativas em derivações inferiores e positivas em V1, quando o sentido de rotação em torno da valva tricúspide é anti-horário. O tratamento com aplicações de energia de RF nessa região tem o objetivo de criar barreira elétrica bidirecional, bloqueando a condução do estímulo elétrico. Por se tratar de um procedimento seguro e eficaz em que se conhece bem o circuito anatômico responsável pela arritmia, a ablação por cateter tem sido indicada, inclusive nos pacientes com FLA oligossintomático, pelos seus elevados índices de cura (> 90%) frente ao tratamento farmacológico.
- *Na fibrilação atrial (FA):* a FA é definida como o distúrbio sustentado do ritmo cardíaco mais comum na população adulta (0,4% a 1% com incidência crescente com a idade) e caracteriza-se pela atividade elétrica atrial desorganizada e de alta freqüência. A morbimortalidade relacionada com esta arritmia tem relação tanto com a doença em si e seu risco de eventos cardioembólicos, quanto com o tratamento clínico imposto por meio de antiarrítmicos (risco de pró-arritmia etc.) e anticoagulantes.

Com a descoberta no final dos anos 1990 de que era possível curar a FA pela eliminação via ablação por cateter com RF de focos ectópicos com alta freqüência de disparo situados nas veias pulmonares (VP), ampliou-se significativamente o interesse por esta terapêutica. De uma forma geral, são três as principais técnicas utilizadas neste tipo de tratamento: isolamento elétrico das VP, ablação circunferencial com ou sem confecção de linhas e abordagem de potenciais fragmentados e contínuos no endocárdio atrial. A técnica de ablação que era inicialmente focal passou a ser circunferencial, estendendo o máximo possível das lesões no AE, visando à modificação do substrato da FA. Duas novas tecnologias surgiram neste momento: o mapeamento eletroanatômico utilizando o sistema CARTO e o mapeamento circular utilizando o cateter decapolar Lasso. Recentemente, outros métodos de mapeamento eletroanatômico, como o sistema Ensite, foram incorporados ao procedimento de ablação, com os mesmos benefícios do sistema Carto e um custo menor.

Em algumas séries, o índice de sucesso deste tratamento para pacientes com FA paroxística situa-se entre 70% e 90% e depende das características clínicas dos pacientes e da experiência do centro realizador. Vários estudos têm demonstrado benefício nos pacientes com FA persistente, permanente e naqueles com comprometimento da função ventricular, porém com sucesso em torno de 70% a 80%.

Desse modo, em função da clareza atual dos seus benefícios, embora ainda não haja estudos amplos sobre resultados a longo prazo, pelas novas diretrizes do ACC/AHA/ESC 2006, a ablação é considerada classe IIa para pacientes com FA paroxística, sintomáticos, refratários a drogas AA e com AE pouco aumentado (< 5,5 cm).

O procedimento de ablação por cateter com RF para tratamento de FA é considerado um método eficaz e seguro, quando praticado dentro dos padrões recomendados. Apresenta baixo índice de complicações (6%), dependendo da técnica utilizada e da experiência do grupo. As complicações mais freqüentes são: vasculares (resultantes da via de acesso via punção em membro inferior), estenose de VP (por aplicações inadvertidas de RF no interior das veias), derrame pericárdico, tromboembolismo central ou periférico e fístula atrioesofágica (esta muito rara).

- ***Nas taquiarritmias ventriculares:*** à taquicardia com origem nos ventrículos, freqüência cardíaca entre 100 e 270 bpm, duração maior que 30 segundos ou que requeira cardioversão elétrica para sua reversão por instabilidade hemodinâmica denominamos TVS. Pode ser do tipo monomórfica quando o ECG de 12 derivações mostra complexos QRS alargados (> 120 ms) e semelhantes entre si, além de intervalos R-R regulares. A polimórfica caracteriza-se por complexos QRS com mais de uma morfologia diferente em uma mesma derivação.

O ECG de superfície tanto pode selar a hipótese diagnóstica de TV, quando existe a demonstração de dissociação atrioventricular (isto é, ondas

P com intervalo P-P regular e sem enlace com o complexo QRS), quanto auxiliar no tipo de tratamento mais eficaz a ser indicado.

A ablação por cateter com aplicações de RF tem se revelado como opção terapêutica segura para as TVS nas seguintes situações:

- *Pacientes sintomáticos e sem cardiopatia estrutural:* a chamada TV idiopática tem mecanismo focal e, mais comumente, origina-se no trato de saída do ventrículo direito. É por esta razão que o traçado eletrocardiográfico exibe nesses casos morfologia de bloqueio de ramo esquerdo com eixo inferior no plano frontal. O uso de fármacos beta-bloqueadores, bloqueadores dos canais de cálcio ou antiarrítmicos classe IC estão indicados para o controle desta arritmia. Nos casos em que os sintomas de palpitação persistem, acompanhados ou não de síncope durante esforço e/ou estresse emocional, o tratamento de ablação por cateter está indicado. Situações em que ocorra intolerância medicamentosa a ablação também poderá ser indicada. Outro tipo de TV idiopática é a que se origina nas cercanias do fascículo póstero-inferior do ramo esquerdo, manifesta-se ao ECG como bloqueio de ramo direito e ÂQRS desviado para esquerda, sendo conhecida com TV fascicular ou verapamil-sensível. Tal como o outro tipo de TV idiopática, é de caráter benigno e tem na ablação uma excelente opção terapêutica definitiva com índice de sucesso na faixa de 90%.
- *Com cardiopatia estrutural:* as TV monomórficas associadas à cardiomiopatia isquêmica constituem a forma mais comumente presente na população adulta. A própria cicatriz do IAM constitui um substrato anatômico favorável para o estabelecimento de circuito de reentrada, principal mecanismo de base desta arritmia. Para os pacientes com TV incessante ou sustentada recorrente, mesmo que assintomática, deve-se recorrer ao mapeamento e interrupção do circuito por aplicações de RF pelo risco de evolução para fibrilação ventricular e morte súbita ou degradação da função ventricular. Tem também um papel fundamental para os pacientes já com cardioversor-desfibrilador implantado que sofrem com múltiplas cardioversões pelo não controle com tratamento farmacológico combinado.

CONCLUSÕES

O EEF é um método seguro para investigar causas arrítmicas de palpitações, pré-sincopes e síncopes inexplicadas e avaliar o prognóstico de pacientes em risco de morte súbita. O valor do método está relacionado com as características clínicas dos pacientes. O diagnóstico estabelecido é presuntivo e a conduta terapêutica deve considerar a condição clínica do paciente assim como as limitações próprias do método. As técnicas atuais permitem que os procedimentos sejam bastante eficazes e realizados em ambiente de muita segurança. As indicações para sua realização dependem do tipo de arritmia e das características clínicas dos pacientes.

A ablação por cateter com RF tem se mostrado um procedimento terapêutico seguro, com elevadas taxas de sucesso, mínimas complicações e baixa recorrência, especialmente nos pacientes com TPSV e FLA.

BIBLIOGRAFIA

Auricchio A, Klein H, Trappe HJ, Wenzlaff P. Lack of prognostic value of syncope in patients with Wolff-Parkinson-White syndrome. *J Am Col Cardiol* 1991;17:152-158.

Dhingra RC, Palileo E, Strasberg B, et al. Significance of HV interval in 517 patients with chronic bifascicular block. *Circulation* 1981;64:1265-1271.

Di Marco JP. Value and limitations of electrophysical testing for syncope. *Card Clinics* 1997;15:219.

Diretrizes para avaliação e tratamento de pacientes com arritmias cardíacas. *Arq Bras Cardiol* 2002;79:1-50.

Fuster V, Rydén LE, Cannom DS et al. ACC/AHA/ESC 2006 Guidelines for management of patients with atrial fibrilation. *Ciculation* 2006;114:e257-e354.

Mandel WJ, Hayakawa H, Danzig R, Marcus HS. Evaluation of sinoatrial node functions in man by overdrive pacing. *Circulation* 1971;44:59-66.

McAnulty J, Rahimtoola SH, Murphy E, et al. Natural history of "high risk" bundle branch block. Final report of a prospective study. *N Engl J Med* 1982;307:137-149.

Middlekauff HR, Stevenson WG, Saxon LA. Prognostic after syncope: impact of left ventricular function. *Am Heart J* 1993;125:121.

Scanavacca MI, Pinheiro M, Souza OF. Indicações do Estudo Eletrofisiológico e da Ablação com Radiofreqüência. In Souza OF, Pereira LSM, Scanavacca MI. Rotinas em arritmias Cardíacas – Rede D'Or de Hospitais. Rio de Janeiro: Revinter, 2004:91-104.

Scanavacca M, Sosa E. Electrophysiologic Study in Chronic Chagas' Heart Disease. *São Paulo Medical Journal/RPM* 1995;113:841-8.

Scheinman MM, Peters RW, Sauve MJ, et al. Value of HQ interval in patients with bundle branch block and the role of prophylactic permanent pacing. *Am J Cardiol* 1982;50:1316-1322.

Zipes DP, Camm J, Borggrefe M et al. ACC/AHA/ESC 2006 Guindelines for management of patients with ventricular arrhythamias and the prevention of sudden cardiac death. A report of the American College of Cardiology/American Heart Association Task FOrce and the European Society of Cardiology Committee for practice guidelines. *Circulation* 2006;114:1088-1132.

CAPÍTULO 6

Sistemas de Mapeamento Eletroanatômico Não-Fluoroscópicos

Fernando Godinho Tavares
Martha Valéria Pinheiro
Danielle Deseta
Olga Ferreira de Souza
Maurício I. Scanavacca

A ablação por radiofreqüência tornou-se, a partir da década de 1990, uma eficiente terapia para a cura definitiva de vários tipos de taquiarritmias. A ablação tem como objetivo a destruição do tecido crítico para geração da arritmia. Portanto, o que determina o grau de dificuldade e o sucesso desta terapia é a correta identificação e acessibilidade por cateter desse tecido.

As ablações de taquicardia por reentrada nodal (TRN), vias acessórias (va), *flutter* atrial (FLA) comum e algumas arritmias ventriculares idiopáticas em corações sem doença estrutural apresentam índice de sucesso em média de 90% a 96%. Porém as ablações de algumas taquicardias atriais (TA), FLA incomum, taquicardias ventriculares (TV) com substratos anatômicos e a fibrilação atrial (FA) apresentam ainda algumas limitações impostas pelos recursos da fluoroscopia e o mapeamento eletrofisiológico convencional, como:

1. Imprecisão em associar os eletrogramas intracavitários às regiões anatômicas.
2. A natureza bidimensional das imagens fluoroscópicas torna a navegação inexata e demorada.
3. Dificuldade em reposicionar o cateter de ablação em locais previamente mapeados.
4. Não visualização global da ativação cardíaca.
5. Tempo prolongado de exposição à radiação.

Tais dificuldades impulsionaram o desenvolvimento de novos sistemas avançados não fluoroscópicos de mapeamento, visando à melhor abordagem destas arritmias complexas. Os três sistemas mais utilizados são:

- SISTEMA CARTO EP, que emprega campos magnéticos fracos e um cateter especial para mapeamento e ablação. O cateter dispõe de um sensor magnético para sua própria localização e reconstrução tridimensional da geometria do coração, onde se superpõe um mapa colorido, que exibe de forma dinâmica a propagação da ativação elétrica. Também podem ser construídos mapas de voltagem, cuja amplitude correlaciona-se com áreas de maior ou menor densidade de cicatriz fibrótica do miocárdio (quanto mais fibrose, menor a voltagem). A identificação de fibrose pode ser útil para ablação de taquicardias ventriculares durante o ritmo sinusal e para avaliação do resultado após aplicação de radiofreqüência.

- SISTEMA LOCALISA, que usa um campo elétrico para localizar os cateteres, reconstruindo a posição dos eletrodos num espaço tridimensional virtual, permitindo a marcação de pontos estratégicos para ablação, identificados pelos eletrogramas intracavitários. Pontos estratégicos, identificados pelos eletrogramas intracavitários, podem ser demarcados, facilitando o posicionamento do cateter de ablação sem os parâmetros da fluoroscopia. Geometrias e mapas não são construídos.
- SISTEMA ENSITE, que permite a sua utilização de duas formas: como um sistema de mapeamento sem contato, denominado de Array, e o sistema NavX (Figs. 6-1 e 6-2). Ambos permitem a navegação em tempo real e a construção de múltiplas geometrias, mapas de ativação, voltagem e potenciais complexos fragmentados. Além disso, possui o programa Veris-

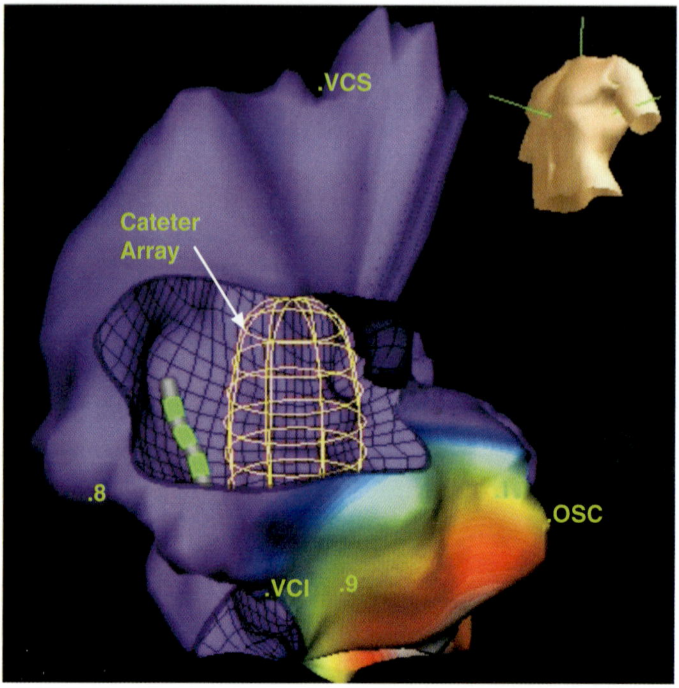

Fig. 6-1. Cateter Array *(seta)* no átrio direito (AD). Visão oblíqua esquerda. Mapa de ativação de *flutter* atrial (FLA). Óstio do seio coronário (OSC), veia cava inferior (VCI), veia cava superior (VCS).

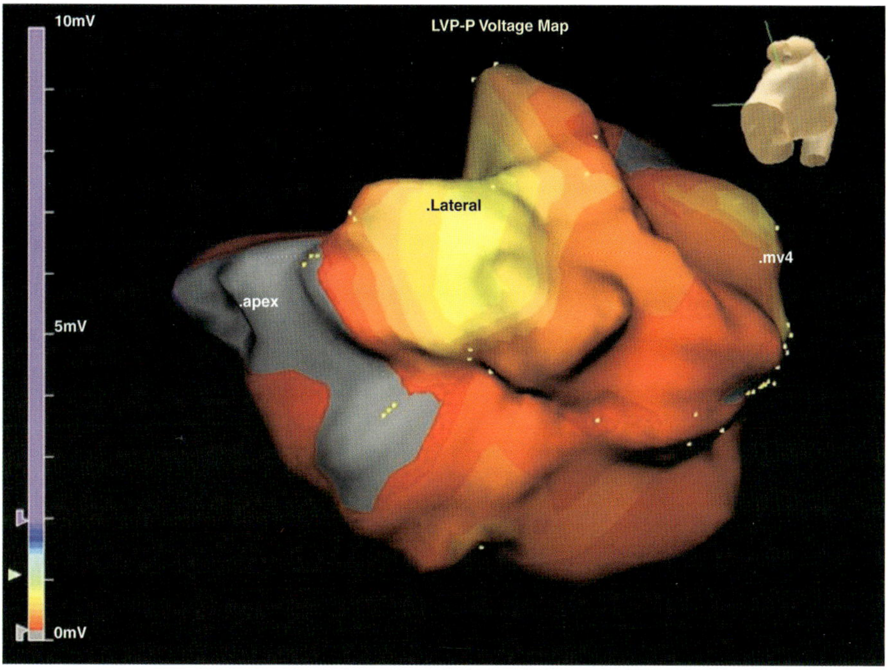

Fig. 6-2. Geometria do VE com mapa de voltagem durante o ritmo sinusal, identificando área apical em cinza sem atividade elétrica, correspondente à região cicatricial de infarto, portanto o substrato arritmogênico e local alvo da ablação.

mo, que possibilita a reconstrução geométrica a partir das imagens segmentares de tomografias ou ressonância magnética, permitindo a construção de uma imagem real da estrutura de interesse, a qual pode ser usada para aprimoração da geometria adquirida (Fig. 6-3). Uma vantagem deste sistema é que pode ser usado com vários tipos e marcas de cateteres, permitindo a visualização de cada um deles, ao contrário do sistema CARTO. Destacaremos a apresentação deste sistema, que é o empregado na Rede D'Or, juntamente com o LocaLisa.

SISTEMA ARRAY

Utiliza um cateter 9F de poliuretano (MEA-multieletrodo Array) com duplo lúmen, que contém 64 eletrodos dispostos sobre a estrutura de um balão inflável que se insufla com uma mistura de solução salina e contraste. Esse cateter é posicionado na câmara cardíaca de onde se origina a arritmia. A malha externa é então expandida através da insuflação, expondo os eletrodos na cavidade. Uma vez posicionado e expandido o cateter, seus eletrodos capturam os sinais elétricos enviados por um cateter explorador convencional. Os potenciais elétricos são adquiridos simultanea-

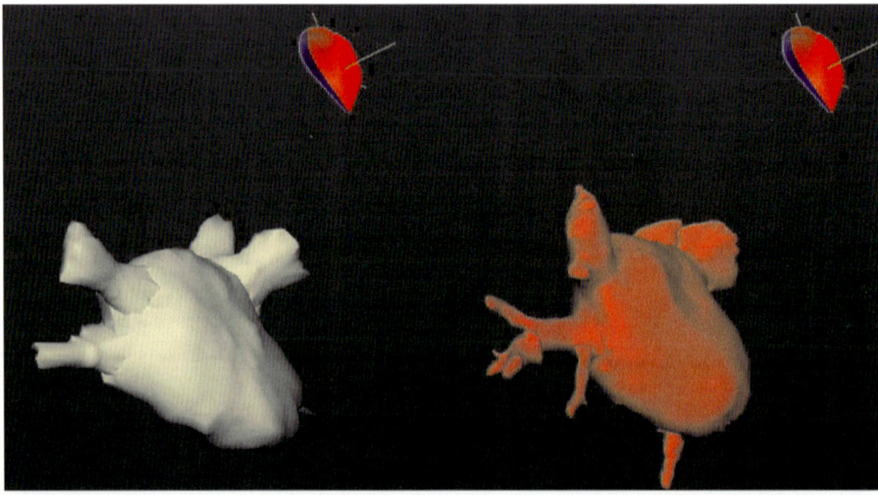

Fig. 6-3. Imagem do átrio esquerdo (AE) em posição oblíqua anterior direita (OAD): à esquerda a geometria adquirida e à direita a imagem reconstruída a partir da ressonância.

mente nos 64 eletrodos, gerando mais de 3.000 eletrogramas virtuais intracavitários simultâneos. O cateter explorador é também o responsável pela coleta de pontos para a aquisição da geometria tridimensional. Em razão do grande número de eletrogramas armazenados, qualquer arritmia pode ser completamente mapeada durante um único ciclo. Este recurso torna desnecessário o risco de se manter o paciente sob uma arritmia com repercussão hemodinâmica grave enquanto se faz o seu mapeamento, o qual freqüentemente é um processo meticuloso e demorado, tornando-se inviável. Da mesma forma, quando comumente a arritmia em questão não é sustentada ou facilmente indutível durante o exame, o mapeamento em um único ciclo supera essa dificuldade.

Este sistema incorpora a tecnologia do LocaLisa, empregando um campo elétrico criado por 3 eletrodos adesivos *(patches)* posicionados de forma a se obter as derivações ortogonais. É capaz de definir a localização exata dos cateteres, registrando a posição de até 64 eletrodos em tempo real. Permite, também, a aquisição da geometria tridimensional da câmara em estudo e a demarcação de regiões anatômicas e eletrofisiológicas identificadas como importantes para a gênese da arritmia, facilitando a navegação dos cateteres e a aplicação de radiofreqüência.

Sobre a geometria adquirida podem ser construídos mapas de voltagem, seqüência de ativação elétrica e de complexos fracionados, que se tornam instrumentos adjuntos para identificação de áreas-alvo de ablação.

CONCLUSÕES

O mapeamento não-fluoroscópico não é necessário para procedimentos simples de ablação, mas pode ser usado com a finalidade de reduzir o tempo de exposição à radiação da fluoroscopia. Há consenso entre os eletrofisiologistas de que é um recurso muito útil para ablação de arritmias complexas como:

- FA.
- Taquicardias atriais macrorreentrantes em pacientes com cicatrizes miocárdicas por cirurgias de cardiopatias congênitas.
- TV relacionada à cicatriz do infarto miocárdico.
- FLA incomum.

Pequenos estudos randomizados controlados mostraram significativa redução da fluoroscopia com o emprego dos sistemas avançados não-fluoroscópicos e uma tendência a maior taxa de sucesso sem significado estatístico, tendo porém seu poder de conclusão limitado pelas pequenas amostras.

Muitos estudos incluíram pacientes com taquicardias não complexas, como FLA comum e TRN, o que possivelmente subestimou a utilidade dos sistemas avançados.

Uma análise de coletânea dos resultados desses sistemas na ablação de FA mostra maior tendência de sucesso.

Essas novas tecnologias representam a possibilidade de importantes avanços nas fronteiras da eletrofisiologia, permitindo tratamentos mais efetivos para taquiarritmias complexas.

BIBLIOGRAFIA

Chan PS, Vijan S, Morady F, Oral H. Cost-effectiveness of radiofrequency catheter ablation for atrial fibrillation. *J Am Coll Cardiol* 2006;47:2513-2520.

Earley, et al. Radiofrequency ablation of arrhythmias guided by non-fluoroscopic catheter location: a prospective randomized trial. *European Heart Journal* 2006;27:1223-1229.

Earley MJ, Abrams DJR, Staniforth AD, Sporton SC, Schilling RJ. Catheter ablation of permanent atrial fibrillation: medium term results. *Heart* 2006;92:233-238.

Hindricks G, Kottkamp H. Simultaneous noncontact mapping of left atrium in patients with paroxysmal atrial fibrillation. *Circulation* 2001;104:297-303.

Jais P, Sanders P, Hsu LF, Hocini M, Haissaguerre M. Catheter ablation for atrial fibrillation. *Heart* 2005;91:7-9.

Liu Xu, Wang XH, G JN, Zhou L, Qiu JH. Electroanatomical systems to guided circumferential pulmonary veins ablation for atrial fibrillation. initial experience from comparison between the Ensite/NavX and CARTO system. *CMJ* 2005;118(14):1156-1160.

Pappone C, Rosanio S, Augello G, et al. Mortality, morbidity, and quality of life after circumferential pulmonary vein ablation for atrial fibrillation: outcomes from a controlled nonrandomized long-term study. *J Am Coll Cardiol* 2003;42:185-197.

Pappone C, Santinelli V. The who, what, why, and how-to guide for circumferential pulmonary vein ablation. *J Cardiovasc Electrophysiol* 2004;15:1226-1230.

Paul, et al. Atrial reentrant tachycardia after surgery for congenital heart disease: endocardial mapping and radiofrequency catheter ablation using a novel, noncontact mapping system. *Circulation* 2001;103:2266-2271.

Takahashi Y, Rotter M, Sanders P, et al. Left atrial linear ablation to modify the substrate of atrial fibrillation using a new nonfluoroscopic imaging system. *Pacing Clin Electrophysiol* 2005;28(Suppl1):S90-S93.

Tondo C, Mantica M, Russo G, et al. A new nonfluoroscopic navigation system to guide pulmonary vein isolation. *Pacing Clin Electrophysiol* 2005;28(Suppl 1):S102-S105.

CAPÍTULO 7

Terapia de Ressincronização Cardíaca – Uma Opção no Tratamento da Insuficiência Cardíaca

Sergio Bronchtein
Henrique de Paula C. Ávila

INTRODUÇÃO

A insuficiência cardíaca (IC) é uma das principais causas de mortalidade nos dias atuais, sendo responsável por elevada morbidade e número de hospitalizações em pacientes com mais de 60 anos. Representa 5,6% do custo total das despesas de saúde nos Estados Unidos e 4,6% no Brasil.

Em 2000 estimava-se que havia 2.000.000 pacientes com IC no Brasil, com uma incidência de 240.000 novos casos ao ano.

A causa mais comum de IC é o comprometimento da função sistólica do ventrículo esquerdo (VE), sendo a cardiopatia isquêmica a causa mais comum de disfunção ventricular. O progresso da terapia farmacológica e em especial a contribuição dos inibidores da enzima de conversão da angiotensina, a espironolactona e os betabloqueadores resultaram em uma melhora significativa tanto na sobrevida quanto na qualidade de vida dos pacientes com IC congestiva (ICC); no entanto, apesar desses avanços terapêuticos, muitos pacientes corretamente tratados permanecem sintomáticos. Esse fato propiciou o desenvolvimento de novas opções terapêuticas para os pacientes com IC e resposta inadequada ao tratamento medicamentoso.

HISTÓRICO

A estimulação cardíaca artificial tem contribuído para otimização da função ventricular desde seus primórdios, tendo como objetivo básico e inicial o restabelecimento da freqüência cardíaca em pacientes portadores de bradiarritmias. O marcapasso cardíaco provou ser absolutamente eficaz, e considerando que o débito cardíaco é igual à freqüência cardíaca vezes o volume sistólico, essa contribuição é incontestável. Nos anos 1980 o interesse no emprego dos marcapassos para o tratamento da ICC passou a ser dirigido ao controle do intervalo AV, utilizando marcapassos bicamerais que o encurtavam em pacientes com bloqueio atrioventricular de primeiro grau e naqueles com evidência de refluxo mitral pré-sistólico ao ecocardiograma bidimensional com Doppler (ECO). Importante melhora clínica era observada em alguns pacientes, mas pouco ou nenhum benefício era obtido naqueles em estágio avançado da IC. Atualmente, a estimulação cardíaca passou a ter também como objetivo a melhora do volume sistólico, ao utilizar os conceitos de terapia de ressincronização cardíaca (TRC).

O sistema excitocondutor natural do coração propicia ativação cardíaca sincrônica, capaz de extrair toda a potencialidade de ejeção da bomba cardíaca. Ao ocorrerem alterações na condução atrial, atrioventricular ou ventricular, passaria a haver um prejuízo da função ventricular, irrelevante na maioria dos corações estruturalmente normais, mas que poderia ser responsável pela refratariedade do tratamento da IC em pacientes portadores de cardiomiopatia dilatada. A TRC é capaz de corrigir as alterações da ativação, ao ressincronizar as câmaras cardíacas, obtendo benefícios hemodinâmicos consideráveis.

Os primeiros relatos de casos a demonstrar o potencial da TRC na correção dos efeitos deletérios dos distúrbios da condução interventricular no desempenho cardíaco foram de Bakker *et al.* Esses autores, utilizando marcapassos dupla câmara convencionais bifurcados na saída ventricular, demonstraram importantes benefícios em 5 pacientes portadores de cardiomiopatia dilatada com complexo QRS largo e IC refratária à terapêutica medicamentosa. Nesses casos, a via de acesso para estimulação cardíaca foi do tipo híbrido: endocárdica convencional, no átrio e ventrículo direitos, e epicárdica via toracotomia, no VE. Em 1994 Cazeau *et al.* relataram um caso de IC refratária na qual utilizaram estimulação cardíaca de 4 câmaras. Em 1995 Foster *et al.* utilizaram eletrodos epicárdicos implantados após uma cirurgia de revascularização do miocárdio, testando diferentes combinações, e concluíram que o maior benefício era obtido quando se combinava a estimulação atriobiventricular. Em 1988 Daubert *et al.* introduziram a estimulação através do seio coronariano, posicionando o eletrodo em uma das veias do epicárdio da parede lateral do VE, conseguindo assim reduzir a morbimortalidade associada às técnicas cirúrgicas invasivas, sem perda da eficácia da TRC.

Os primeiros estudos com a TRC foram publicados no início dos anos 1990, sendo esta aprovada pelo FDA *(Food and Drugs Administration)* em 2001.

DEFINIÇÃO

A TRC é definida como uma técnica de estimulação cardíaca que modifica o grau de assincronismo eletromecânico ventricular em pacientes com distúrbios de condução atrioventricular, intraventricular e interventricular. Utiliza-se a estimulação dupla câmara convencional (átrio direito e ventrículo direito), associada ao implante de um terceiro eletrodo que estimula o ventrículo esquerdo. Este pode ser implantado através do seio coronariano em uma veia cardíaca, diretamente por toracotomia na superfície do VE pela técnica epimiocárdica, ou através de uma punção transeptal atrial com colocação do eletrodo diretamente no endocárdio do VE. Assim, após um batimento atrial, ambos os ventrículos são estimulados, contraindo simultaneamente ou com um pequeno retardo programado (Figs. 7-1 e 7-2).

FUNDAMENTOS

O sistema excitocondutor normal do coração é constituído de células miocárdicas diferenciadas para a condução do estímulo elétrico, capazes de propiciar a ativação das câmaras cardíacas de forma absolutamente sincrônica, aproveitando as potencialidades de suas contrações, fazendo com que a função de bombeamento do sangue pelo coração seja exercida da maneira mais eficaz possível. O estímulo que nasce no nó sinusal percorre os feixes internodais e ativa os átrios quase que simultaneamente. Ao ser atingido o nó atrioventricular, a velocidade de condução do estímulo é re-

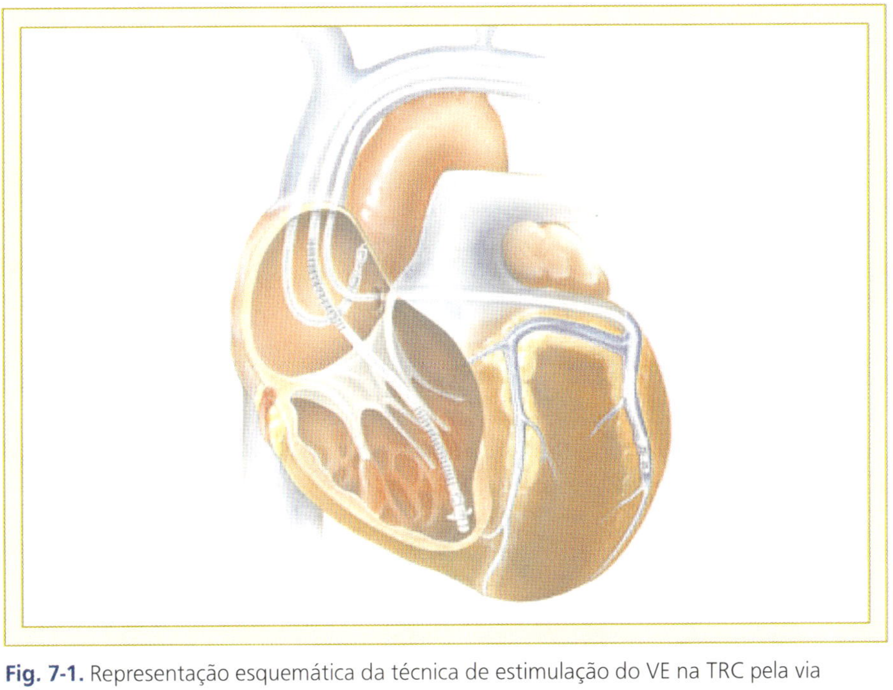

Fig. 7-1. Representação esquemática da técnica de estimulação do VE na TRC pela via endovenosa.

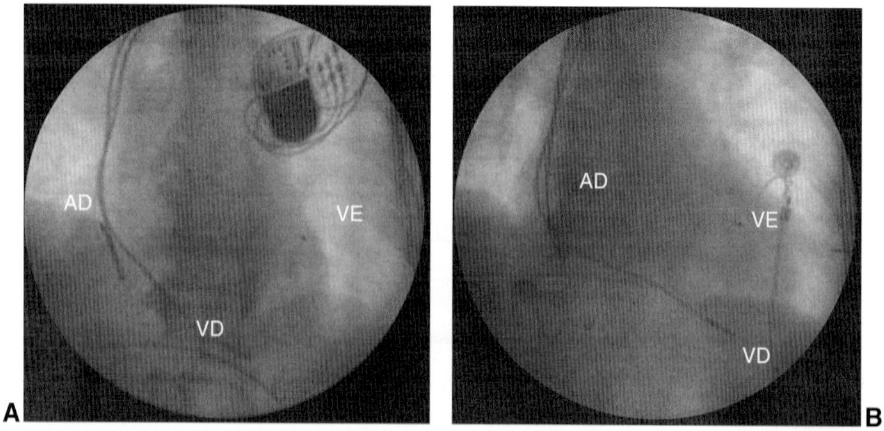

Fig. 7-2. (**A**) Incidência oblíqua anterior esquerdo em que se observa um cateter em átrio direito (AD), um cateter em ventrículo direito (VD) e outro na parede lateral do ventrículo esquerdo (VE). (**B**) Incidência póstero-anterior com os cateteres posicionados em AD, VD e VE.

tardada, fazendo com que a contração atrial ocorra no final da diástole, antes da ativação e da conseqüente contração das câmaras ventriculares, contribuindo com o enchimento ventricular. Ultrapassado o nó atrioventricular, o estímulo percorre rapidamente o sistema His-Purkinje, ativando inicialmente o septo interventricular e imediatamente após as paredes ventriculares, no sentido da ponta para a base. A contração ventricular, conseqüentemente, ocorre no tempo certo e de maneira adequada a propiciar ejeção ventricular efetiva. Aproximadamente 30% dos pacientes com cardiomiopatia dilatada apresentam retardo na condução atrioventricular, inter e intraventricular causado, principalmente, pela presença do bloqueio de ramo esquerdo, responsabilizado pela piora da função ventricular. Essa alteração levaria à perda de coordenação da contração dos ventrículos, comprometendo a função de *bomba* e a *performance hemodinâmica cardíaca*. As conseqüências do dissincronismo ventricular seriam contração tardia da parede lateral, contração ventricular não organizada, redução do enchimento ventricular, movimento paradoxal do septo interventricular, agravamento da regurgitação mitral funcional e redução da DP/DT (intervalo de pressão dividido pelo intervalo de tempo). A TRC melhoraria a disfunção ventricular ao restaurar o sincronismo atrioventricular, intra e interventricular, diminuindo ou normalizando o movimento paradoxal do septo interventricular, reduzindo o diâmetro e o volume do VE, minimizando a regurgitação mitral, organizando a seqüência de ativação ventricular, coordenando a contração das paredes septal e livre do VE, melhorando a força de contração e promovendo o remodelamento reverso do VE.

Importantes estudos, entre eles o Mustic e o Miracle, documentaram melhora dos sintomas, da tolerância ao exercício e da qualidade de vida dos pacientes com IC que receberam esta terapia, entretanto 25%- 30% dos pacientes não obtiveram benefícios. Portanto, esses estudos enfatizaram a necessidade de inclusão de novos critérios para a seleção dos pacientes candidatos a TRC.

Estudos recentes têm demonstrado que o dissincronismo mecânico nem sempre está relacionado ao dissincronismo elétrico e que a presença de dissincronismo ventricular é o maior preditor para uma boa resposta à TRC. Na realidade alguns pacientes com complexos QRS largo podem não apresentar dissincronismo mecânico, enquanto outros, com complexos QRS estreitos, o apresentam. Essas informações sugerem que, talvez, o eletrocardiograma não seja o melhor método de diagnóstico complementar para a seleção dos candidatos a TRC. Técnicas de imagem, em particular os novos métodos para avaliar função de VE através do ecocardiograma, têm se mostrado superiores. O TSI *(Tissue Synchronization Imaging)* é uma destas novas técnicas que codifica em cores os intervalos de tempo entre o início do QRS e o pico sistólico do Doppler tecidual em cada ponto do miocárdio, permitindo visibilização em tempo real dos segmentos dissincronizados pela superposição de imagens desses dados.

O estudo Care HF causou grande impacto ao demonstrar que a TRC diminui a morbimortalidade, utilizando o ECO para avaliar a presença de dissincronismo nos pacientes com complexos QRS com duração entre 120 e 149 ms. Esse estudo concluiu que a TRC deve ser considerada como parte da rotina terapêutica para pacientes com ICC moderada a grave associada à disfunção sistólica do VE com evidência de distúrbio de condução intraventricular no ECG e presença de dissincronismo cardíaco confirmada pelo ECO. Esta terapia aumentou a eficiência da função cardíaca, melhorando os sintomas e a qualidade de vida, reduzindo a mortalidade e aumentando a sobrevida, benefícios adicionais àqueles obtidos pela terapêutica farmacológica.

SELEÇÃO DOS PACIENTES

A TRC é atualmente considerada classe I e nível de evidência A pelas diretrizes do ACC/AHA 2005, estando indicada para pacientes com IC por cardiomiopatia dilatada (idiopática ou isquêmica), classe funcional III-IV da *New York Heart Association* (NYHA), sintomáticos e refratários ao tratamento farmacológico otimizado (diuréticos, inibidores a enzima de conversão da angiotensina, betabloqueadores e espironolactona), disfunção sistólica grave do VE evidenciada ao ECO por fração de ejeção menor ou igual a 35%, e com dissincronismo cardíaco*, definido atualmente por duração dos complexos QRS maior ou igual a 120 ms.

*Dissincronismo confirmado pelo ECO, se a duração dos complexos QRS estiver entre 120 e 149 ms.

Retardo pré-ejetivo aórtico > 140 ms.

Retardo interventricular > 40 ms.

Retardo da ativação da parede póstero-lateral do VE.

Classificação das recomendações

- ***Classe I:*** condições para as quais há evidências e/ou concordância generalizada de que determinado procedimento ou tratamento é benéfico, útil e efetivo.
- ***Classe II:*** condições para as quais há evidência de conflitos e/ou divergência de opinião sobre a utilidade/eficácia do procedimento ou tratamento.
  - *Classe IIa:* evidência muito boa.
  - *Classe IIb:* evidência razoável.
- ***Classe III:*** condições para as quais há evidências e/ou concordância generalizada de que determinado procedimento ou tratamento não é útil/efetivo e, em alguns casos, pode ser prejudicial.

Nível de evidência

- ***Nível A:*** dados derivados de múltiplos estudos randomizados ou metanálises.
- ***Nível B:*** dados derivados de estudos randomizados simples ou estudos não randomizados.
- ***Nível C:*** dados derivados somente de consenso de opiniões de especialistas, estudos de casos ou registros observacionais.

CONCLUSÕES

Os distúrbios da condução do sistema excitocondutor do coração, ao causarem dissincronia cardíaca, determinam um "desconforto" no trabalho de bombeamento do sangue pelo coração, sendo responsáveis por piora da função cardíaca. Já existem evidências de que a TRC beneficia sobremaneira a função ventricular de pacientes portadores de cardiomiopatia dilatada com complexo QRS largo e ICC de difícil controle. Vários estudos randomizados demonstraram, de maneira muito clara, esses benefícios, tanto do ponto de vista clínico, com melhora da classe funcional, como por meio dos métodos diagnósticos por imagem, com aumento significativo da fração de ejeção do VE constatado pelo ECO e pela cintigrafia radioisotópica. Esses benefícios permanecem a longo prazo, reduzindo significativamente as internações hospitalares e a mortalidade. Dessa maneira, a TRC constitui-se em excelente opção de tratamento não farmacológica da ICC em pacientes portadores de cardiomiopatia dilatada com dissincronia ventricular não somente pelas evidências de eficácia, como também pelo seu caráter minimamente invasivo.

BIBLIOGRAFIA

Abraham WT, Fisher WG, Smith AL, et al. Cardiac resynchronization in chronic heart failure. *N Engl J Med* 2002;346:1845-53.

Abraham WT, Hayes DL. Cardiac resynchronization therapy for heart failure. *Circulation* 2003;108:2596-2603.

Bakker PF, Meijburg H, De Longe N, et al. Beneficial effects of biventricular pacing in congestive heart failure [abstract]. *PACE* 1994;7:820.

Barold SS. What is cardiac resynchronization therapy? *Am J M* 2001;111:224-232.

Brecker SJD, Ziao HB, Sparrow J, Gibson DG. Effects of dual chamber pacing with short atrioventricular delay in dilated cardiomyopathy. *Lancet* 1992;340:1308-1312.

Brecker SJD, Ziao HB, Sparrow J, Gibson DG. Effects of dual chamber pacing with short atrioventricular delay in dilated cardiomyopathy. *Lancet* 1992;340:1308-1312.

Cazeau S, Leclercq C, Lavergne T, et al. Effects of multisite biventricular pacing in patients with heart failure and intraventricular conduction delay. *N Eng J Med* 2001;344:873-880.

Cazeau S, Ritter P, Bacdach S, Lazarus A, Limousin M, Henao L, et al. Four chamber pacing in dilated cardiomyopathy. *Pacing Clin Eletrophysiol* 1994;17:1974-1979.

Daubert JC, Ritter P, Le Breton H, Gras D, Leclerq C, Lazarus A, et al. Permanent left ventricular pacing with transvenous leads inserted into the coronary veins. *PACE* 1998;21:239-245.

Foster AH, Gold MR, McClaughlan JS. Acute hemodynamic effects of atrio-biventricular pacing in humans. *Ann Thorac Surg* 1995;59:294-300.

Kass DA. Predicting cardiac resynchronization response by QRS duration: the long and short of it. *J Am Coll Cardiol* 2003;42:2125-2127.

Leclerq C, Faris O, Turin R, et al. Systolic improvement and mechanical resynchronization does not require electrical synchrony in the dilated heart with left bundle-branch block. *Circulation* 2002;106:1760-1763.

Linde C, Gadler F, Edner M, Norlander R, Rosenqvist M, Ryden L. Results of atrioventricular synchronous pacing with optimized delay in patients with severe congestive heart failure. *Am J Cardiol* 1995;75:919-923.

Nishimura RA, Hayes DL, Holmes DR Jr, Tajik AJ. Mechanism of hemodynamic improvement by dual-chamber for severe left ventricular dysfunction: an acute Doppler and catheterization hemodynamic study. *J Am Coll Cardiol* 1995;25:281-288.

Penicka M, Bartunek J, de Brueyne, et al. Improvement of left ventricular function after cardiac resynchronization therapy is predicted by tissue Doppler imaging echocardiography. *Circulation* 2004;109:978-983.

Stellbrink C, Auricchio A, Diem B, Breithardt OA, Kloss M, Schondube FA, et al. Potential benefit of biventricular pacing in patients with congestive heart failure and ventricular tachyarrhythmia. *Am J Cardiol* 1999;83:143D-150D.

Swedberg K, Cleland J, Dargie H, Drexler H, Follath F, Komajda M, et al. Guidelines for the diagnosis and treatment of chronic heart failure. *European Heart Journal* 2005;26:1115-1140.

Casos Clínicos Ilustrativos

CASO CLÍNICO 1

VMSC, sexo feminino, 29 anos, com queixas de palpitações taquicárdicas esporádicas e de curta duração. Os episódios tinham início e término súbitos, porém não existia documentação eletrocardiográfica do sintoma, apesar de 3 exames de Holter previamente realizados e 2 atendimentos em sala de emergência. A paciente estava em uso de betabloqueador (atenolol 25 mg/dia).

Os exames trazidos pela paciente evidenciavam um coração estruturalmente normal e ausência de arritmias pelo exame de Holter. A investigação de doença tireoidiana tinha sido normal.

O monitor de eventos foi instalado por 15 dias. No 6º dia de monitorização a paciente referiu o sintoma clínico (palpitações taquicárdicas), sendo registrado um surto de taquicardia paroxística supraventricular (TPSV) como demonstrado na Figura 1.

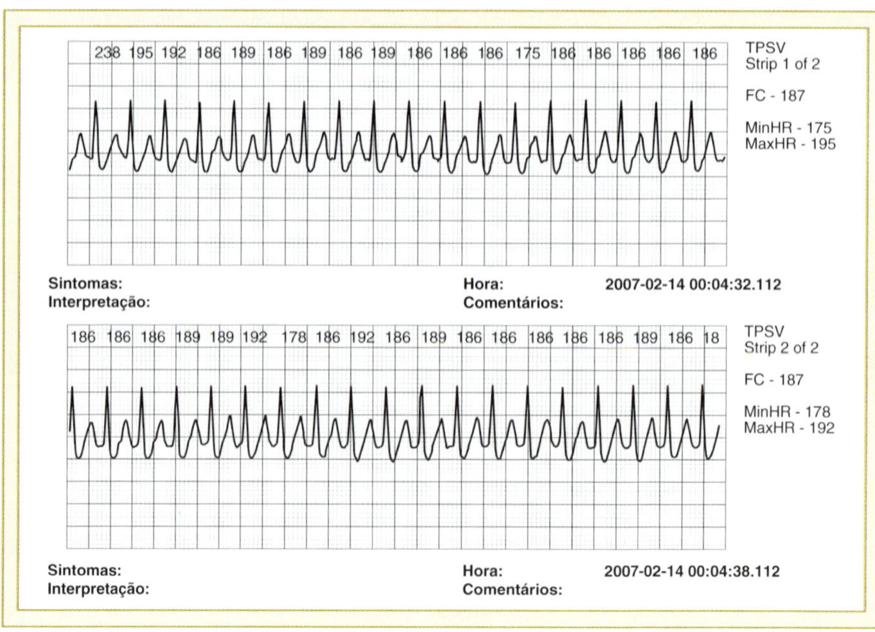

Fig. 1. Traçado de monitor de eventos com uma derivação bipolar mostrando o registro de um surto de TPSV relatado pela paciente. A FC durante o episódio era de 187 bpm.

O exame utiliza apenas uma derivação bipolar para o registro do sinal eletrocardiográfico, sendo extremamente difícil definir o tipo de TPSV. Podemos inferir pelo traçado que se trata de uma TPSV por reentrada nodal, pois não é possível a identificação de ondas P retrógradas, estando as mesmas dentro dos complexos QRS.

A conduta terapêutica estabelecida foi a indicação de um estudo eletrofisiológico e ablação por cateter com radiofreqüência para tratamento da TPSV. O procedimento foi realizado, confirmando o diagnóstico pelo monitor de eventos de TPSV intranodal e a ablação realizada com sucesso e sem complicações.

CASO CLÍNICO 2

MAP, sexo masculino, 53 anos, natural do RJ. Apresentava-se com queixas de palpitações taquicárdicas de curta duração que se tornaram mais freqüentes nas últimas 2 horas, causando a internação na Unidade de Emergência.

Relata episódios anteriores, de curta duração, que se manifestavam durante atividade física (futebol). Não era portador de hipertensão arterial, diabetes melito e outras patologias.

À admissão, encontrava-se lúcido, orientado, com discreta palidez cutâneo-mucosa. O ritmo cardíaco era regular com FC de 170 bpm. O ECG mostrava taquiarritmia com complexo QRS alargado, morfologia de bloqueio de ramo direito e eixo superior (Fig. 2). A taquicardia foi revertida farmacologicamente, com sucesso, através da infusão de amiodarona. Os exames laboratoriais, a telerradiografia de tórax e o ecocardiograma transtorácico eram normais.

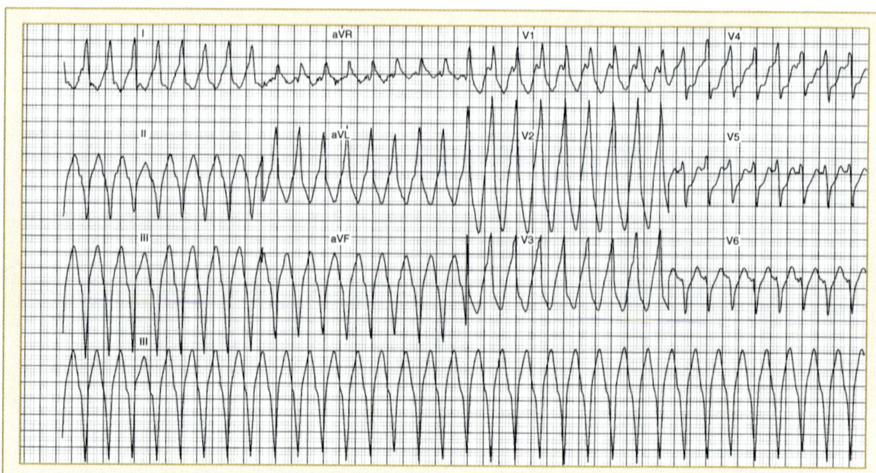

Fig. 2. Eletrocardiograma com 3 derivações simultâneas exibindo a taquicardia com complexo QRS largo (> 120 ms), padrão de bloqueio de ramo direito e com dissociação atrioventricular corroborando o diagnóstico de uma taquicardia ventricular.

O eletrocardiograma após a reversão era normal, como podemos observar na Figura 3.

O paciente foi submetido a um teste ergométrico, sob protocolo de rampa, durante 13 minutos, não sendo observada isquemia miocárdica, porém ocorreram ectopias ventriculares acopladas. O Holter de 24 horas evidenciou 492 ectopias ventriculares isoladas e 233 surtos de taquicardias ventriculares não sustentadas.

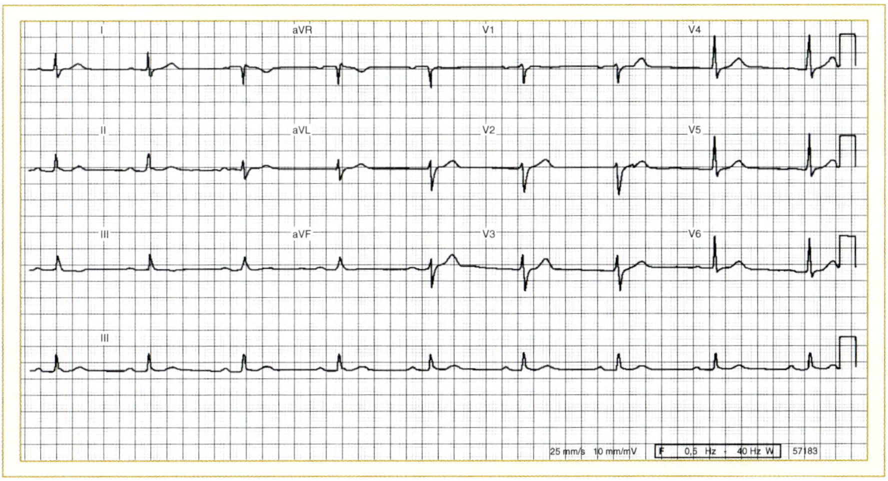

Fig. 3. Eletrocardiograma de 3 derivações simultâneas normal após reversão da taquicardia ventricular.

Por se tratar de um paciente com coração estruturalmente normal, sem evidências de isquemia e com uma taquicardia ventricular sustentada, foi solicitado o estudo com ressonância magnética cardíaca (RMC) e a microalternância de onda T (Fig. 4).

A RMC evidenciou uma área de realce tardio (fibrose) em região mesocárdica e na parede ínfero-lateral do ventrículo esquerdo (Fig. 5), sugerindo o diagnóstico de fibrose focal por provável seqüela de uma miocardite.

O paciente foi então encaminhado para EEF, no qual, com protocolo de estimulação elétrica ventricular programada, foi induzida a taquicardia ventricular monomórfica sustentada, idêntica à da apresentação clínica

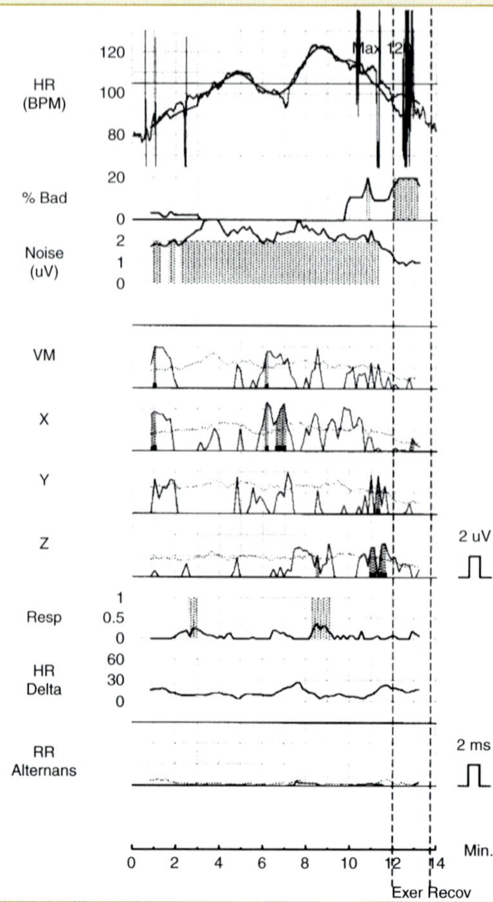

Fig. 4. Presença de microalternância de onda T sustentada nas 3 dimensões ortagonais X, Y, Z.

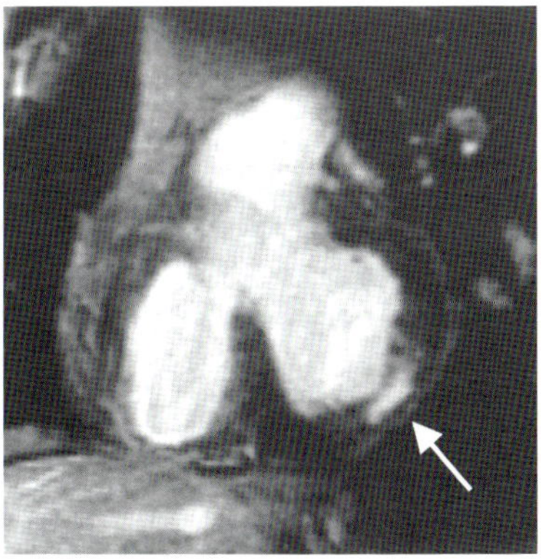

Fig. 5 Documentação de fibrose miocárdica focal em região mosocárdica no segmento ínfero-lateral (porção basal do VE). Padrão compatível com injúria miocárdica prévia não isquêmica.

(Fig. 6), e mais 2 outras taquicardias ventriculares com freqüência muito elevada e instabilidade hemodinâmica.

O paciente foi encaminhado para o EEF em uso de amiodarona e, face aos resultados apresentados, foi submetido ao implante do cardioversor-desfibrilador.

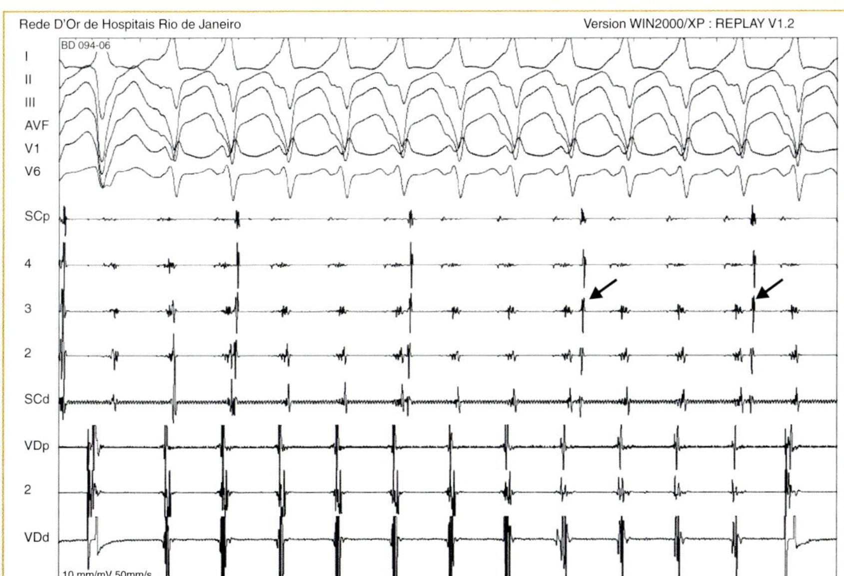

Fig. 6. Nos sinais obtidos durante o EEF estão demonstradas 6 derivações eletrocardiográficas e os eletrogramas intracavitários coletados por cateteres posicionados respectivamente em seio coronário e ventrículo direto. Observe que a atividade elétrica atrial, apontada pelas setas, está completamente dissociada da ventricular.
SCp = seio coronário proximal; SCd = seio coronário distal; VDp = ventrículo direito proximal; VDd = ventrículo direito distal.

CASO CLÍNICO 3

HK, masculino, branco, 72 anos, comandante da marinha mercante.

Queixa principal: "desmaios".

HDA: durante caminhada, o paciente apresentou sintomas de sudorese, náuseas e visão turva seguida de síncope. A recuperação do nível de consciência foi rápida, despertando após aproximadamente 1 minuto. Não ocorreu liberação esfincteriana.

A síncope ocasionou um trauma cranioencefálico (TCE) com ferida corto-contusa, sendo o paciente internado para investigação. O primeiro episódio de síncope ocorreu há 2 anos atrás, também, durante caminhada leve. O paciente fazia uso de nitrato e antiagregante plaquetário. Encontrava-se em investigação ambulatorial por apresentar sintomas de cansaço aos médios esforços.

EXAMES REALIZADOS

- ***Ecocardiograma:*** função ventricular preservada, diâmetros cavitários normais.
- ***Ecocardiograma de estresse:*** presença de isquemia miocárdica.
- ***Doppler carótidas e vertebrais:*** normais.
- ***Angiorressonância de crânio e pescoço:*** ateromatose difusa sem alterações significativas.
- ***Eletrocardiograma:*** normal.
- ***Holter 24 horas:*** ritmo sinusal, FC média de 75 (60/110).
  - Intervalo QT adequado.
  - 36 extra-sístoles supraventriculares isoladas.
  - 1.010 extra-sístoles ventriculares isoladas.

EVOLUÇÃO

Em face dos exames sugestivos de isquemia miocárdica, o paciente foi submetido ao estudo hemodinâmico que mostrou estenose importante em artéria descendente anterior, sendo feita angioplastia com colocação de *stent*.

Recebeu alta hospitalar em uso de nitrato, betabloqueador e antiagregante plaquetário. Quinze dias após apresentou novo episódio sincopal com TCE, sendo então encaminhado para realização de exames ambulatoriais (teste de inclinação e estudo eletrofisiológico). Os exames não evidenciaram alterações e o paciente foi encaminhado para avaliação neurológica, que também foi normal.

Como os sintomas eram muito sugestivos de síncope neurocardiogênica, o teste de inclinação foi repetido. No 15º minuto da inclinação, o paciente apresentou queixa de náuseas e mal-estar, evoluindo com bradicardia importante (FC: 30 bpm) e assistolia seguida por queda da pressão arterial e síncope com convulsão associada (Fig. 7).

O tratamento proposto foi o implante de marcapasso DDD-R. Atualmente (3 anos de seguimento), o paciente encontra-se assintomático em programa de reabilitação cardíaca, não tendo apresentado nenhum outro episódio sincopal. Através das avaliações periódicas do marcapasso, registrou-se por telemetria bloqueio atrioventricular total, estando o paciente no momento dependente do marcapasso.

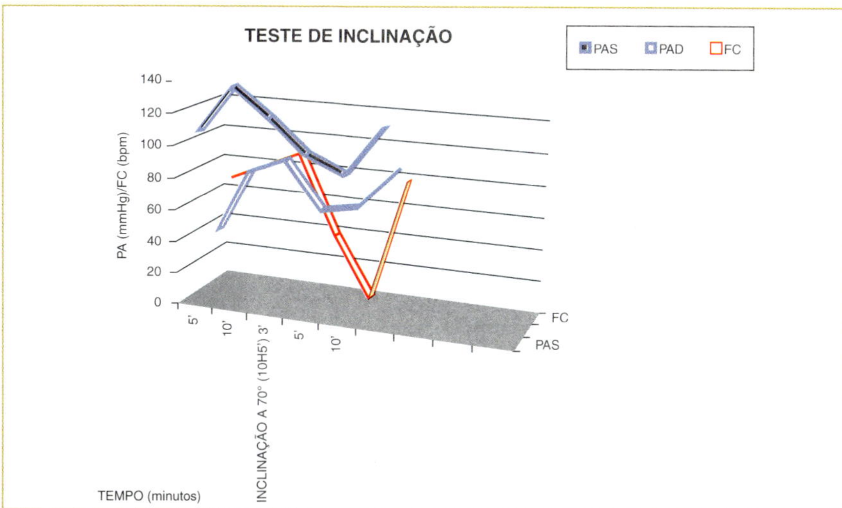

Fig. 7. Gráfico exibindo as curvas de PAS, PAD e FC antes da síncope e no momento da assistolia com queda brusca e acentuada da FC. PAS = pressão arterial sistólica; PAD = pressão arterial diastólica; FC = freqüência cardíaca.

CASO CLÍNICO 4

BCFJ, sexo masculino, 15 anos, com história de palpitação taquicárdica em surtos há 6 meses. Durante investigação ambulatorial, em novembro de 2005, foi realizado o diagnóstico de taquicardia paroxística supraventricular e iniciado tratamento farmacológico com betabloqueador. Em fevereiro de 2006, o paciente apresentou síncope, precedida de palpitação e que resultou em trauma de face. Apresentava, na ocasião, ECG com 12 derivações e ecocardiograma normais.

O paciente foi encaminhado para EEF e durante o protocolo de estimulação elétrica atrial foi induzida uma taquicardia por reentrada nodal com alta freqüência ventricular e acompanhada de hipotensão arterial (Figs. 8 e 9). Imediatamente após o diagnóstico, foi realizada, com sucesso, a ablação por cateter com radiofreqüência através de abordagem da via lenta, com a finalidade de tratamento curativo da arritmia.

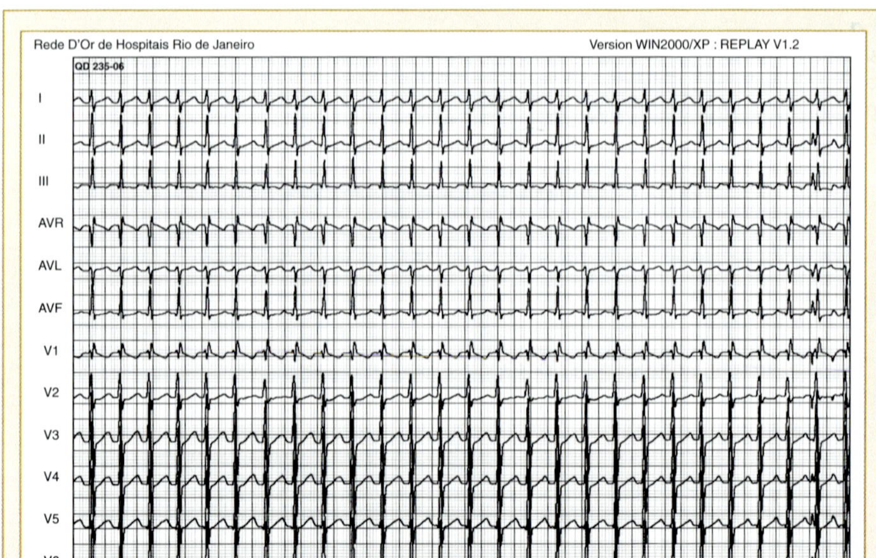

Fig. 8. Eletrocardiograma com 12 derivações simultâneas, na velocidade de 100 m, da TPSV induzida no EEF.

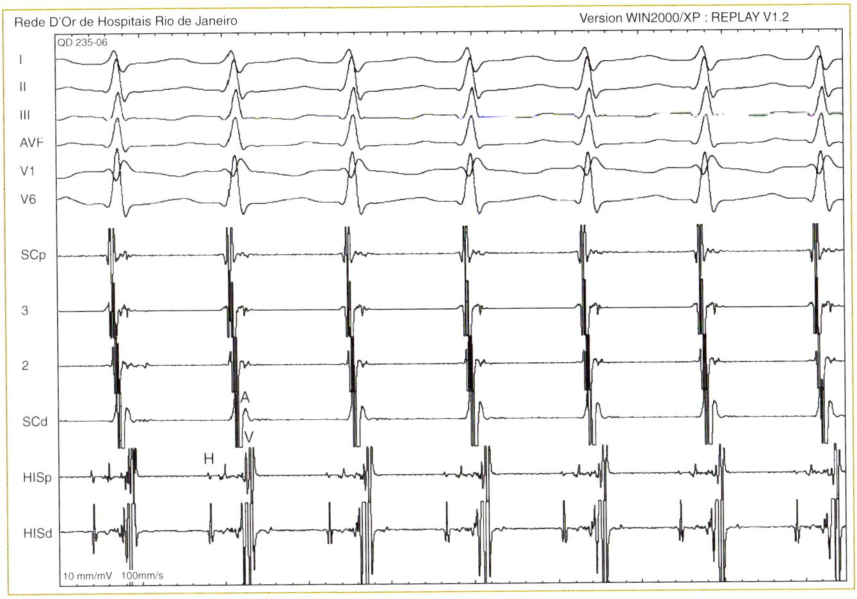

Fig. 9. Eletrocardiograma de superfície, na velocidade de 100 ms, em 6 derivações simultâneas, exibindo a TPSV. A seguir, 4 registros dos canais intracavitários do seio coronário e 2 da região do feixe de His. A ativação atrial e ventricular são simultâneas sendo precedidas pelo potencial H (feixe de His). SCp = seio coronário proximal; SCd = seio coronário distal; HISp = His proximal; HISd = His distal.

CASO CLÍNICO 5

RD, sexo masculino, 49 anos, natural do RJ.

Portador de fibrilação atrial paroxística (FAP) há 5 anos, apresentando episódios freqüentes no último ano, sendo 2 desses episódios revertidos através de cardioversão elétrica. O paciente estava em uso de amiodarona na dose de 300 mg/dia e maleato de enalapril 20 mg/dia para controle da hipertensão arterial sistêmica. Não era portador de diabetes melito e outras patologias.

Os exames laboratoriais, incluindo avaliação de função tireoidiana e a teleradiografia de tórax, eram normais. O ecocardiograma revelou função sistólica normal do ventrículo esquerdo e leve aumento do átrio esquerdo (AE) de 4,4 cm.

A investigação de isquemia miocárdica foi realizada através da cintilografia miocárdica, que também foi normal.

O paciente apresentava FAP de longa duração, com surtos freqüentes e sintomáticos, apesar do uso de fármacos antiarrítmicos (AA) e discreto aumento do diâmetro do AE, sendo indicado o tratamento de ablação por cateter com radiofreqüência (RF).

O preparo para ablação consistiu da realização de angiorressonância de veias pulmonares (VP), para conhecimento da anatomia do AE, e de ecocardiograma transesofágico no dia do procedimento, que excluiu a presença de trombo em AE. O paciente foi submetido a esquema de anticoagulação (enoxaparina 1 mg/kg de peso com administração subcutânea a cada 12h) 72 horas antes da internação.

PROCEDIMENTO DE ABLAÇÃO

Após jejum de 12h o paciente foi submetido à sedação profunda com combinação de midazolam e/ou propofol e/ou fentanil controlada por anestesista.

Na região inguinal direita foi administrada anestesia local com xilocaína a 2%, e então realizaram-se 3 punções da veia femoral para instalação de 3 cateteres-eletrodos multipolares: o decapolar foi posicionado, via cateterismo direito guiado por fluoroscopia, em seio coronário. Pela técnica de punção transeptal, foram posicionadas 2 bainhas longas no AE pelas quais foram introduzidos cateter decapolar circular, para análise dos potenciais intracavitários e marcação do óstio das VP, e cateter quadripolar para ablação, 7 French, com espaço intereletrodo de 2 mm e eletrodo distal de 8 mm.

A cada punção eram administradas 5.000 UI de heparina intravenosa. Após 30 minutos, e a cada 60 m, eram coletados 3 ml de sangue da bainha femoral para análise do tempo de coagulação ativado (TCA), que foi mantido entre > 300 por doses adicionais de heparina sempre que necessário.

Para aquisição e gravação dos sinais eletrocardiográficos de superfície (12 derivações) e eletrogramas intracavitários bipolares filtrados na faixa de 40-400 Hz, bem como estimulação intracardíaca, utilizou-se sistema digital *(EMS System – Netherlands).*

Através de gerador *(Ab Control MDS, Biotronik)* foram aplicados pulsos de 30 s de RF em cada ponto da junção venoatrial das VP (distância ≥ 5 mm externamente ao *Lasso* posicionado no óstio da veia), com potência variando entre 30 e 55 Watts, temperatura controlada entre 50° e 55° Celsius e impedância máxima de 200 Ohms.

As imagens fluoroscópicas foram obtidas com o equipamento *Allura Phillips (Phillips, Inc)* na projeção oblíqua anterior esquerda (30°-45°) e em oblíqua anterior direita (30°).

As imagens do mapeamento eletroanatômico foram realizadas pelo sistema NavX (Fig. 10).

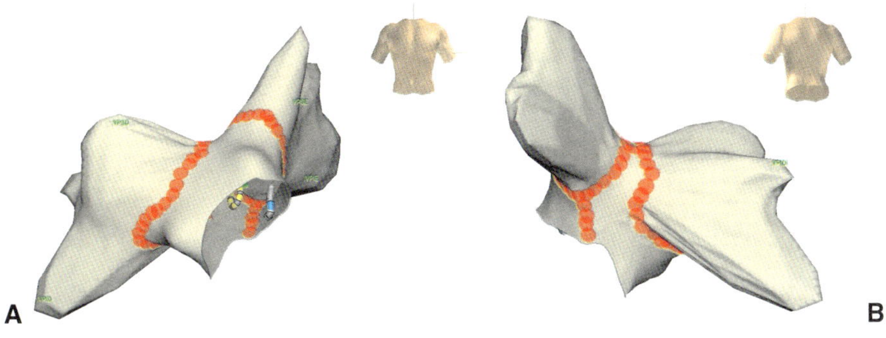

Fig. 10. Ablação com radiofreqüência de paciente com fibrilação atrial. As imagens **A** e **B** são, respectivamente, a visão anterior e posterior do átrio esquerdo e das veias pulmonares obtidas pela reconstrução eletroanatômica com o sistema NAVX. Os pontos vermelhos indicam aplicações de radiofreqüência com objetivo de isolar eletricamente as veias pulmonares do átrio esquerdo.

O procedimento era encerrado quando atingido o isolamento elétrico das VP, após desaparecimento ou dissociação dos potenciais venosos (Fig. 11), configurando, assim, eliminação da condução distal ao sítio de ablação (bloqueio de entrada). Em todo o perímetro da região periostial *(antrum)* das 4 VP, foram confeccionadas linhas, por aposição dos pontos de aplicações de RF promovendo a ablação circunferencial anatômica.

Após o procedimento, o paciente ficou em observação por 24 horas em Unidade Coronariana, recebendo alta hospitalar após esse período. Foi iniciado o uso de anticoagulante oral e mantida a amiodarona na dose de 400 mg/dia. Após 60 dias, sem recorrência de FAP documentada, foram retiradas as medicações acima e o paciente mantido apenas com antiagregante plaquetário.

No seguimento de 4 meses, não houve relato de sintomas de palpitação nem documentação de FAP.

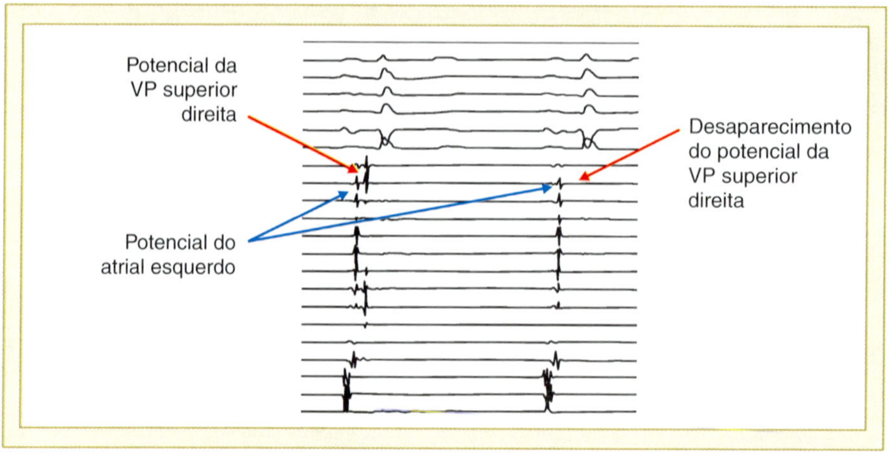

Fig. 11. Traçado do estudo eletrofisiológico mostrando a monitorização simultânea das derivações periféricas DI, DII, DIII, AVF, V_1 e V_6 e os eletrogramas intracavitários bipolares registrados pelos cateteres lasso, ablação e seio coronário durante aplicação de RF. Na ponta das setas azuis observa-se o potencial do átrio esquerdo. Na 1ª seta vermelha, vê-se o potencial da VP superior direita e na 2ª seta vermelha, o desaparecimento do potencial (velocidade do traçado: 100 mm/s).

CASO CLÍNICO 6

LMF, masc., 44 anos, portador de marcapasso definitivo bicameral (DDDR) há 27 anos, implantado por bloqueio atrioventricular total de origem congênita. Ao longo destes anos, foram realizadas 4 trocas de gerador e duas de cabos eletrodos por infecção, sendo, na última cirurgia, implantados eletrodos epimiocárdicos por toracotomia.

Em 2005, iniciou quadro de dispnéia progressiva, que evolui rapidamente para mínimos esforços.

O eletrocardiograma apresentava comando de marcapasso no modo DDD com complexos QRS com duração de 200 ms (Fig. 12).

O ecocardiograma (ECO) na ocasião revelava aumento dos diâmetros cavitários, hipocinesia anterior e ínfero-basal e disfunção leve a moderada do ventrículo esquerdo (VE). Com base nos dados clínicos e ecocardiográficos, o paciente foi submetido à cinecoronariografia para investigação de isquemia miocárdica que não mostrou lesões coronarianas.

Em 2006, devido à sua piora clínica, e estando com medicação para Insuficiência Cardíaca Congestiva otimizada, foi solicitado um ECO com Doppler tecidual para avaliar dissincronismo ventricular.

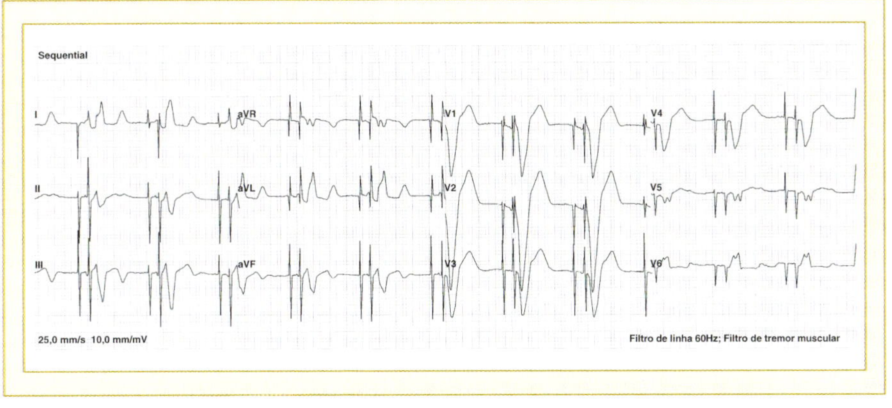

Fig. 12. Eletrocardiograma com 12 derivações evidenciando ritmo de comando de marcapasso no modo DDD. Duração do complexo QRS estimulado de 200 ms.

O exame de ECO foi realizado no dia 8 de dezembro de 2006 e demonstrava (Fig. 13):

1. Cardiomiopatia dilatada com aumento importante e hipocinesia difusa do VE. Fração de ejeção (FE) estimada pelo método de Simpson de 19%.
2. Medidas do diâmetro diastólico e sistólico do VE respectivamente 6,4 cm e 5,4 cm.
3. Déficit de relaxamento do VE e diástole ocupando 40% do ciclo cardíaco.
4. Dissincronismo intra e interventricular > 90 ms, com retardo eletromecânico mais pronunciado na parede posterior do VE.

Em face dos dados clínicos e ecocardiográficos, confirmou-se que o dissincronismo ventricular foi ocasionado pela estimulação do ventrículo direito feita pelo marcapasso, causando a disfunção ventricular.

O paciente foi submetido à troca da unidade geradora de marcapasso DDDR para um Ressincronizador Cardíaco com colocação do eletrodo em VE.

Após o implante do ressincronizador cardíaco, o paciente apresentou melhora clínica importante evoluindo para classe funcional I da New York Heart Association (NYHA).

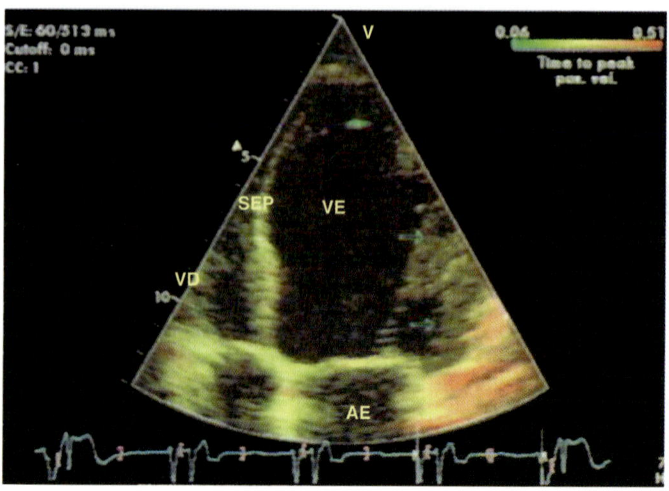

Fig. 13. Corte apical de 4 câmaras demonstrando dilatação do VE com retardo eletromecânico principalmente na parede lateral do VE pelo TSI (cor alaranjada).

Em 30 de janeiro de 2007, foi realizado um novo ECO com Doppler tecidual para avaliar o resultado da terapia de ressincronização cardíaca que evidenciou (Fig. 14):

1. Contratilidades global e segmentar do VE normais. FE do VE estimada pelo método de Simpson de 51%.
2. Melhora significativa das dimensões do VE, diâmetro diastólico de VE 5,4 cm e sistólico de 3,6 cm.
3. Índices de função diastólica do VE normais, diástole ocupando 58% do ciclo cardíaco.
4. Analisado os critérios de dissincronismo pelo modo M, Doppler pulsado e tecidual, não sendo detectado nenhum dissincronismo intra ou interventricular.

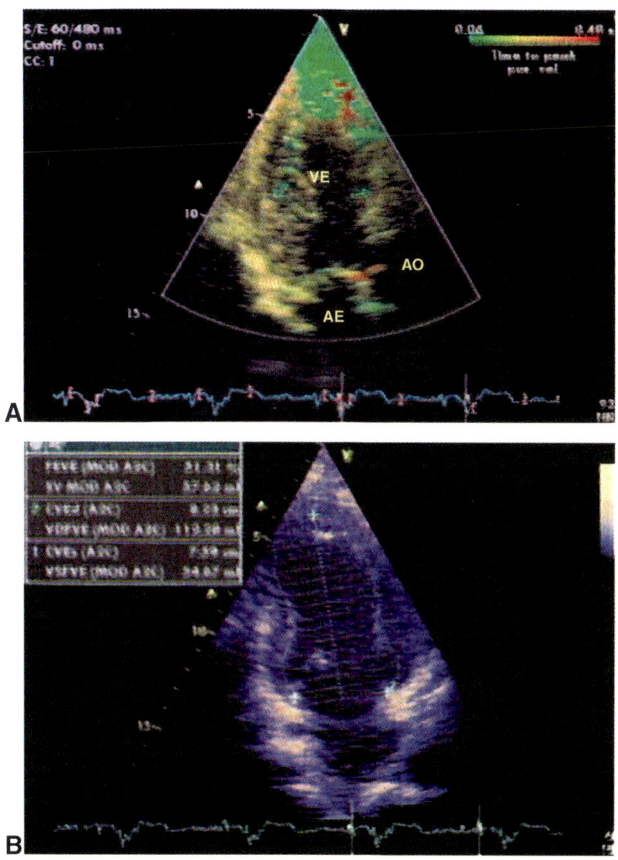

Fig. 14. (**A**) Corte apical longitudinal demonstrando diminuição da cavidade do VE e sincronismo das paredes posteriores e septal anterior. (**B**) Corte apical de 2 câmaras: fração de ejeção pelo método de Simpson's = 51% com normalização da cavidade ventricular.

No momento, o paciente encontra-se assintomático, sem uso de fármacos para tratamento de insuficiência cardíaca e em classe funcional I da NYHA.